AQUARIUS

AQUARIUS

AQUARIUS

AQUARIUS

後青春 Restart

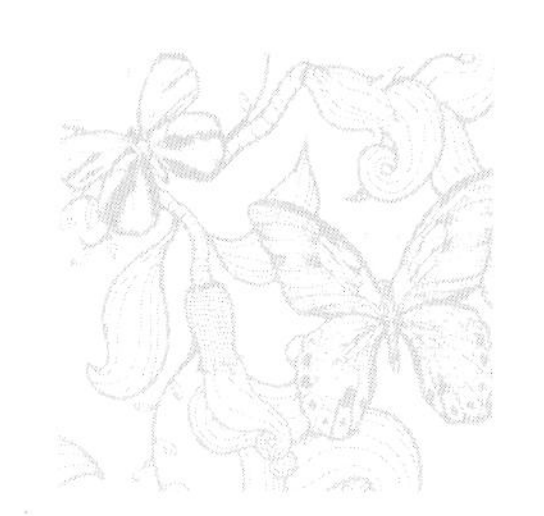

後青春，更超越青春。
從心理、健康、照護，到尊嚴的告別，
我們重新啟動一個美好的人生後半場。

失智照護

| 那些被忽略的失智症患者心理需求及感受 |

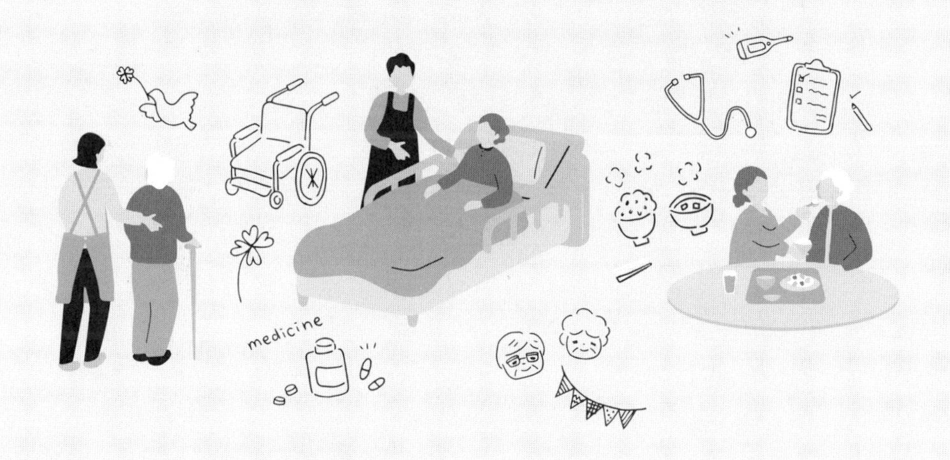

陳乃菁醫師・副教授

聯合推薦

一本充滿愛與智慧的作品。

乃菁醫師將她的專業以親切關懷的語句，娓娓道出如何站在失智長輩的角度，以理解、支持他們的方式，而非我們自認為好的方式來互動，體現出真正的愛與尊重。

——**王培寧**（台北榮總神經內科主治醫師）

認知症患者是位「認知功能」逐漸缺損的「人」。

對照護者最大的挑戰，是如何先認識：什麼是認知功能？認知功能逐漸缺損過程中，如何影響原本的生活功能？第二大挑戰，是如何重新認識原本熟悉、現在卻感到陌生的人。第三大挑戰，是暫時放下「自己」，建構一個溫馨的照護者。

陳乃菁醫師的這本大作，正是幫助認知症照護者來面對這三大挑戰。

——**伊佳奇**（認知症整合照護專家、長照政策研究者、台北市政顧問）

失智照護是重要的照顧課題，但我們卻常常忽略了失智者的心理需求和狀態，本書不僅提供專業醫療的意見，也洞察家屬和病患照顧溝通的痛點和建議作法，打破誤解迷思，解決照護的困境，尋求妥善的治療和照護模式。最好的照顧，不是只有看到失智病症，而是尊重和理解失智患者的需求。這本書提供了穿越失智照顧迷霧的出口。

——**高有智**（《AnkēCare創新照顧》雜誌總編輯）

在某次的照顧者活動，我與乃菁醫師同台。我們一起經歷整天的錄影後搭高鐵要回家。上了高鐵，已經身心疲憊的我，看到乃菁醫師拿起筆電，開始劈里啪啦打起字來寫文章。乃菁說，這就是她的書如何產生的：一次次穿梭南北之間的路程，讓她可以將失智症家庭的故事，好好記錄下來成為寶貴的學習經驗。

台灣的失智症家庭很幸福，因為有一位神經內科的醫師，她同時扮演許多專業角色，不厭其煩，不怕辛苦，努力帶給所有失智症的照顧家屬一線曙光、一道家庭的希望、一個友善的社會！

——**郭慈安**（中華民國家庭照顧者關懷總會理事長）

推薦序——

最貼近失智患者的照顧心法

◎吳佳璇（資深精神科醫師、作家）

我是陳乃菁醫師的同行，也是她的讀者。蒙出版社抬愛，有幸先大家一步，閱讀她的新作《失智照護——那些被忽略的失智症患者心理需求及感受》，忍不住「食好鬥相報」，因為陳醫師貼近失智者的心法，連執業精神科多年的我都佩服不已。

失智症的核心是大腦功能退化，病人的外顯行為卻因疾病進程、過去生活經驗，以及照護者如何回應，呈現繁複的變化。只不過，不少照顧者卻因自身盲點，開口閉口「這樣安排是為你好！」，輕易剝奪了被照顧者的自主與尊嚴，且徒增照

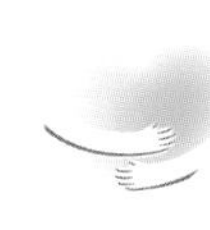

護壓力。陳醫師的前一部作品，便是不忍陷入照顧「雙輸」局面的善意提醒。陳醫師這回走得更深、更遠，進入失智者迷霧繚繞的心智森林，穿透表面令人難以理解、甚至無理取鬧的言行，看到被忽略的心理需求。更令人驚豔的是，她如分享媽媽經般，將自己與子女相處的點滴穿插在各種溝通情境中，巧妙避開傳統心理學術語的詰屈聱牙，讓深陷泥淖的照顧者看了，不只如醍醐灌頂，還能收到舉一反三之效，從中汲取照護長路繼續前進的能量。

就以我讀來特別有感的「失智失蹤」為例，記得家父失智之初，我立刻以自己的專業知識，盤點可能面臨的風險。由於他喜歡騎著腳踏車趴趴走，然我深知不能為了降低走失風險，粗暴地剝奪他的生活樂趣與行動自由，於是，我參考日本失智失蹤的調查報告與專家建議，使用GPS手錶、大門加裝感應器、衣服一件件縫上QR code布標，還有到警局按壓指紋等策略，除了降低走失的風險，也提高他萬一走失，能及早尋回的機會。

然而，失智者身上與周邊環境的科技裝置，並不是預防失智失蹤的關鍵，當事者的求助能力以及全民意識才是重中之重。換言之，社會上若有愈多人能及時接收失智者發出的求助訊號，並適當伸出援手，就愈能預防走失。因此，當我看到陳醫師為失智者友善開出的社會處方，除了訓練長輩的求助能力，還要紮根下一代，讓我們在代代相傳的「要努力自己解決問題」的教養方式中，加入「將來的社會更需要與人合作」，還有「開口求助並不是示弱」的元素，並誓言將它們養成習慣，根深柢固到即使晚年受失智症影響依然保留——我覺得陳醫師不只專攻失智照顧，更是對社會、文化、心理極其敏感的神經科學家。

闔上書稿，我不禁回想與失智父親一路走來的點點滴滴，自己曾運用哪些陳醫師在書中傳授的心法？有哪些沒用過？還有哪些並不適用我爸爸……想著想著，不知不覺望著爸爸在疫情三級警戒前夕，到關懷據點創作的水彩畫出神。

那是一幅用大大小小、深深淺淺的綠點構成的作品，充滿春天的氣息。可當我要他教我如何調出這麼漂亮的綠色，他不僅一臉漠然，甚至不記得幾小時前才完成的作品！我聯想到《被討厭的勇氣》作者岸見一郎，在另一部作品《面對父母老去的勇氣》中，用故障的麥克風形容失智的父親，因為麥克風故障，所以聲音傳不過去；但接觸不良的麥克風，偶爾也會接上線，就如爸爸畫畫的時候。只是隨著時間與病程推移，接上線的時間愈來愈少，愈來愈短，不知不覺已進入重度失智期。

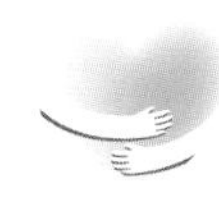

我知道陳醫師公私兩忙，或許尚未完成重度與極重度失智者照顧心法，期待下一本著作，幫助每位陪失智者到最後的家屬，愛而無憾。

吳佳璇

精神科醫師，譯有《失智失蹤》，也是重度失智症患者的女兒。

自序——

先尊重，再照顧

我常進入社區講失智照護的議題，隨著場次的增加，我愈來愈領悟到這個疾病與年齡高度相關。但是要談失智照護，一定要先幫助急於投入照顧的兒女們理解老父親老母親心中的感受，也因此我出版的書籍已經擴大到以照護高齡患者為中心的主題。

不論是演說或書寫，我喜歡先請大家想想，自己在養育年幼子女們的過程，甚至一路回想到自己童年時，在接受父母親照顧過程中的感受。很多時候大家會因此會心一笑，因為突然發現照護老人和小孩間有頗多相似之處，只是為人父母和為

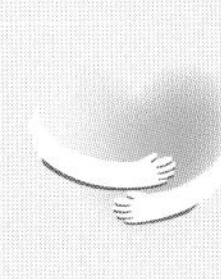

人子女身分不同，導致許多照護老人家的中年兒女陷入迷思而不自知。

那天就發生這樣的事情，一位太太舉手發言，講著講著語氣中帶著快要壓抑不住的哭音：「乃菁醫師，聽完你剛剛的演講，我突然發現自己對媽媽非常不公平。我媽媽記憶力的確變差了，但好長一段時間我只會要求她：『你現在記憶力不好，所以拜託你，只要聽爸爸的就對了。』」

她的描述讓現場眾人看見在這個家庭內有個情緒暴躁的母親，但就像這位家屬一樣，大家很快領悟到，老母親的憤怒是因為女兒一天又一天不相信母親的記憶力、不想聽媽媽的想法。她哀傷地說：「原來我從沒站在媽媽的角度思考。」

我問：「你媽媽是不是常拿『聽爸爸的就好』這句話來和你針鋒相對？」

她點點頭。

我說：「我不知道你媽媽現在的狀況，可能已經失智，也可能只是老化造成記憶力差了一點。但就算真的是確診失智了，也不表示她一日之間就人事都不知了。」我接著為聽眾好好說明：就算是失智患者還是有學習能力的，更重要的是，千萬不要因為記憶力差就否定他們的感覺。想來這位母親就是因為每次想表達就被一句「聽他的就對了」擋回來，一再受挫下難免心生怨懟啊。

開車回家路上，我想起自己的女兒。五歲的她近日乖巧得很，於是我答應她買新玩具作為鼓勵。她挑好想要的玩具，盼著我去玩具店買後帶回家，不巧近日我因為新書出版而多出許多行程，讓女兒每天追著我問：「媽媽，我的玩具呢？」而我只能一再說：「等我有空好嗎？」甚至有天我答應了隔天抽空去買，沒想到當日又因為太忙而忘了這件事。

見到我入家門的小女兒馬上衝上來喊：「玩具！」我只好再次道歉。小女兒臉上浮現失望的神情，但嘴上好聲好氣地說：「沒關係，我知道大人記性不好，每天又要做好多事情。」

有趣的是隔天起，五歲的她轉動小腦袋瓜，展開新策略：每天早上出門前，她會提醒我要買玩具，也會在我快下班前打電話給我，語氣依舊很和氣：「媽媽，我只是想提醒你一下要買玩具，但你不用有壓力，就算忘記也沒關係喔。」這個策略的確有效，沒多久我就買好新玩具，一進家門馬上遞到女兒面前，讓她開心得抱著我轉圈圈。

在這個過程中，我不也類似出現失智跡象嗎？總是答應卻又老是忘記，慶幸有個貼心的女兒持續相信我，還不停地鼓勵和提醒我，讓母女雙方最終都獲得快樂。

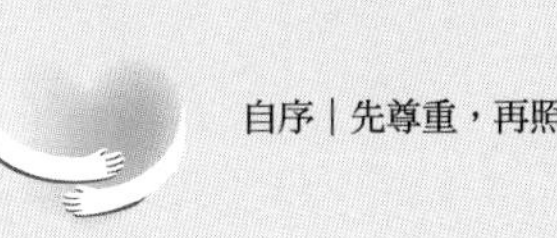

我想這就是親子間互動的關鍵啊，即使退化了、失智了，我們都要記得無論在哪個年齡，都要以互信為前提。父母親年紀大了、記憶力變差，但為人子女的我們依然可以保持善意，先給予耐性和理解，先聽他們怎麼說，永遠好過一口氣就否定。

而這也是我在從事高齡照護過程中的體悟：很多時候，照顧者和被照顧者之間的紛爭都源於忘了要把「尊重」放在「照顧」之前。其實，老人家無論身心退化到何種地步，他們依舊是人，有人性上想被尊重、想獨立自主的需求。

我知道正在背負上下兩代照顧重擔的中年兒女們辛苦了，但讓我們多提醒自己尊重與包容的重要吧。說起來，照顧方式也是透過家庭成員間的互動所傳承的，因此我們養育下一代時是否尊重他們的意願，以及我們在照顧上一輩時是否做到尊重，兩者間彼此相關，並且同等重要呢。

正如社會上常說的：「今天我們怎麼照顧父母，將來我們的小孩就怎麼照顧我們。」在少子化和講求人本教育的時代中，我們還可以把這句話做延伸：「今天我們怎麼對待孩子們，將來他們就怎麼對待我們」。

目錄

目錄

目錄

目錄

目錄

輯一

生理篇——常見的崩潰照顧日常

理解他們害怕、受委屈的感受，
借力使力，更好照顧。

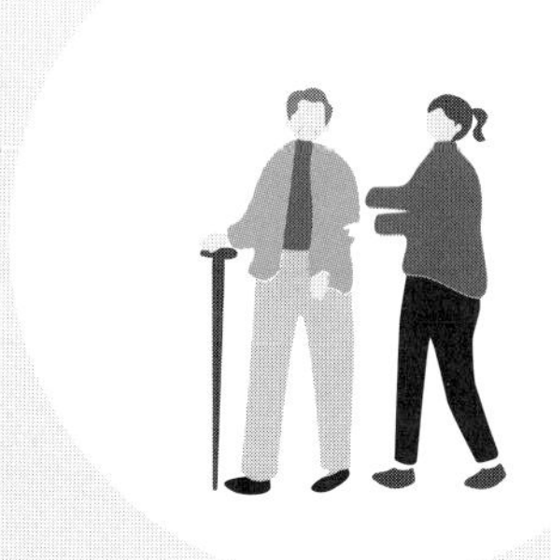

好說歹說，就是拒絕洗澡
——最好的失智照護，是好好了解他過去的生活

在照護失智症患者的過程中，最讓照顧者棘手的問題之一，當屬如何克服患者強烈抗拒洗澡這件事情。曾有家屬告訴我：「乃菁醫師，每當我幫爸爸洗澡，他就會打我，但我怎麼忍心讓他一直骯髒下去？更糟糕的是我的兄弟姊妹都不知道這過程的辛苦，直到後來我終於忍不住把過程錄影下來，讓大家看見我一邊哭一邊幫爸爸洗澡的樣子，他們才終於知道幫失智患者洗澡這件事原來這麼難！」

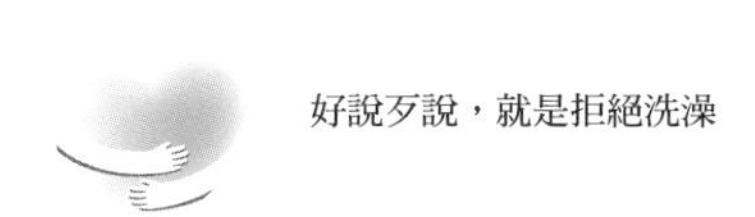

洗澡，難道不能是美好的互動經驗嗎？

我明白照顧者的辛苦，所以自推動失智照護的教育開始，我總不厭其煩地告訴大家：

請先設想一下，有一天當我們老了，失智症影響了認知功能導致我們無法正確思考，讓我們開始遺忘了洗澡的步驟，也認不出洗澡的用具，於是開始有人來幫我們洗澡，但來幫忙的人穿著防水衣、戴著手套跟口罩，一見面就急著動手要脫下我們的衣服，**在我們什麼都還搞不清楚的時候就忙著沖水、抹肥皂，那時候的我們怎麼可能不害怕？**

我們甚至可能感覺自己像隻狗一樣被粗暴地沖洗啊，我想沒有人願意接受這樣的過程。洗澡，難道不可能是一件能享受更美好互動經驗的事情嗎？

幾年後，林奶奶成為我的患者，她幫助我更深度地理解失智患者排斥洗澡的背後因素。林奶奶的主要照顧者是她的兒子，他告訴我透過幫母親洗澡，過程中發現的事情：「我媽媽自小就被原生家庭送人當養女，想來養父母對年幼的她頗為嚴苛，她說過小時候常被打，還常是脫下衣後狠狠地打。我想她的痛苦記憶一直在腦海中，所以現在每當我要幫忙洗澡，從一開始要幫她脫衣服，我媽媽就會哭喊著說：『我很乖，不要打我啊！』」

我默默地為童年時辛苦的林奶奶感到哀傷，同時再次理解到生命每個階段的記憶，即使曾經被刻意掩蓋了，但隨著生命的進展，在我們沒有注意到的時刻，甚至在年老又受失智症折磨的時候，仍會令人措手不及地重新冒出頭來。

在林奶奶的身上，我們看見她所排斥的不是洗澡，而是洗澡前被脫衣服的舉動，讓她連結起年幼時被責打的痛苦記憶。這個發現讓照顧者能以更緩和的方式幫助林奶奶洗澡，也讓養育孩子的我更重視孩子們的日常照顧。

不洗澡的爺爺，原來只是用錯了方法

懂得患者早年的生活背景後，照顧者就能以更省力的方式幫助長輩洗澡。

例如我的患者中有位軍人爺爺，為了讓他洗澡，家屬也是想破了頭都不得其法。討論良久後，我勸他們：「你們爸爸一大段人生都在戰爭中逃難，生活條件很困苦，現在他失智了，或許不是不想洗澡，而是我們給錯了洗澡用具？這樣吧，你們嘗試看看

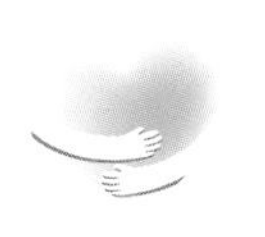

把他帶到浴室，給他一個臉盆和一條毛巾，因為他過去就是這樣洗澡的。」

這個方法奏效了，軍人爺爺明顯減少了抗拒，讓家屬能用更省力的方式幫助他維持身體清潔。

我想，在照顧長輩的過程中，大家總有想透過最新科技產品來解決照顧困難的時候，然而炫目的新發明、高貴的輔助用品一定是最好的答案嗎？我的經驗告訴我，**最好的失智照護是好好了解長輩過去的生活，包括他的兒時記憶、職場工作方式和日常生活習性等等。**

所以，當失智患者排斥洗澡時，請記得不要以我們自認的洗澡方式來粗暴對待，更好的方式是**重新認識眼前的長輩，透過對他小時候的洗澡方式、洗澡頻率的理解，借力使力、想方設法重新喚起他對於洗澡的美好回憶**，如此一來，對患者和照顧者來說，洗澡一事就能從驚恐變為美好的記憶了。

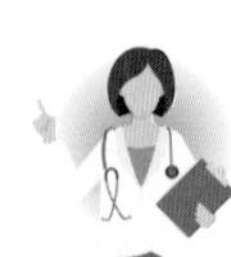

乃菁醫師與你一起探索

如何幫助失智患者洗澡？

回顧起我們從小到大跟「水」交流的經驗：小寶寶第一次洗澡，不知道大家有沒有注意到他們的表情，他們其實也是會害怕的。小朋友們第一次游泳也會害怕。害怕的原因很多，像是被不同溫度的水倒在身上（淋浴）、整個人裝進水裡（盆浴），都會帶來「不知道會發生什麼事」的恐懼感。

嬰兒孩童們雖然沒有各種跟水互動的經驗，但是經驗過的事情會變成學習（遊戲、冒險）歷程，下次再發生就不會再害怕。不同的是，失智症長輩的每一次洗澡，因為忘記的緣故，都是一次嶄新的經歷，當經歷無法堆疊成經驗，就會有一再全新經歷的害怕心情。這就是有學習記憶能力與否的差異。

我們發現，有些長輩一旦到了失智階段，記憶中的洗澡經驗，在「現代」跟「孩提時期」可能有很大差異，於是洗澡變成一件困難的事。很多過來人的經驗分享都說：「失

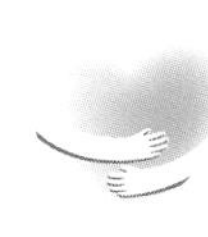

智到某個階段，會只記得小時候的事情跟習慣。如果小時候是用臉盆水洗澡，於是試著用臉盆擦澡的方式，竟然意外地解決了困難許久的洗澡大事。」換個角度思考，當失智症長輩看到現代的洗澡場景，比如一浴缸的水，或是一個蓮蓬頭，當然會有不知所措的狀況，於是視而不見或是拒絕接受。

要解決這個問題的方法，也許是從小就建立喜愛探索、不怕冒險的好奇心與試試看的習慣，對於未來將成為高齡者、失智者的中年人預備軍，是很好的身心準備狀態。

當我們專注在探索洗澡這件事，會發現洗澡最大的難關是「脫衣服」。先別說幫長輩脫全身的衣服，就算只是脫褲子，不知道大家有沒有注意到，當我們第一次幫助臥床父母處理排泄物，老爸老媽必須被我們脫褲子來換尿布、換尿袋、擦屁股的時候，會不自覺夾緊雙腿的尷尬與害怕？脫褲子難，脫全身衣服的困難更是可以想見了。更艱難的是，長輩們被脫完衣服，還要被陌生人戴著手套摸來摸去的洗澡過程。這件事，光是我試著帶入我自己，都覺得很艱難。

如果每個人從小在洗澡跟脫衣服的過程中，能少一點尷尬，多一點暖心的互動與隱藏著愛的心意，也許成為高齡長者後，脫衣服跟洗澡就不再尷尬與困難了。

老是忘了吃過飯，怎麼辦？
——少量多餐控熱量，增加「吃飯」的參與感

來記憶門診找我的患者與家屬形形色色，只要和失智症相關，大家提問的相同問題不少，可是也正因為和失智症相關，因此需要就每個人、每個家庭的個別性和特殊性來考量，不時會引發我的不同思維，給出不同答案。

最近就有這樣的例子。患者是年紀尚輕的黃小姐，因為車禍受傷導致記憶力受損，在哥哥的帶領下，這幾年持續來到我的門診領藥和追蹤，算起來彼此都熟識了。前幾天又是回診日，黃先生一進診間就愁眉苦臉：

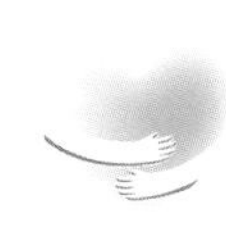

「陳醫師，近來我妹妹即使洗過澡了，但只要過一兩個小時，就會說今天還沒有洗澡，有時候我被吵得受不了，只好讓她再洗一次。

「更麻煩的是『吃飯』這件事。我都讓她吃過飯了，但飯後連三十分鐘都還沒過去，她就會吵還沒有吃飯，忘了剛剛才吃過。總不能我老是在備餐、讓她一天到晚吃吧？我要怎麼辦才好呢？」

「忘了已經吃過飯」這道題，已經算是腦部患者給醫師的必考題之一了。患者的記憶力受損，所以很容易就忘東忘西，對已做過的事情沒有印象，要求再來一次。家屬難免心浮氣躁，「忘了已經吃過飯、要再吃一頓」，就是最易讓照顧者抓狂的問題之一。

少量多餐控制熱量，患者想多吃幾次也無妨

面對這樣的問題，要怎麼處理比較好呢？基本原則都是一樣的。首先就是**不要否定患者的感覺**，再怎麼累，都要努力把快要衝出口的那句「你剛剛才吃／做過」這句話吞回去。

畢竟對患者來說，他的感覺很真實，即使肚子鼓脹，他的感覺就是「沒吃到」，此

時若聽到家屬反駁的話，很容易就覺得自己的身心都被折磨了。所以照顧者要讓自己和患者站在同一陣線，嘗試著說：「好的，我知道了，我等等幫你準備午餐／晚餐過來。」至於要不要準備、怎麼準備，很多時候拖延一下、轉移一下患者的注意力，有可能患者就忘了想吃飯這件事。

若患者還是持續想吃，所有照護手冊上教導的方法當然可以拿出來用，例如將一整餐的分量事先分割成兩三份，每次患者要求吃飯，照顧者就拿一份出來，以少量多餐的方式來處理，讓患者攝取的熱量維持在合理的範圍內。另一個維持熱量的方式是從食材下手，若知道患者會頻頻要求進食，那就拿低脂、低熱量的食材來替代，例如用蒟蒻麵來替代傳統麵條、用仙貝或高纖蘇打餅來取代果醬夾心餅乾等等。

但，光是這樣做就一定有效嗎？

隨著看診經驗的增加，我愈來愈領悟到我們所做的一切都是要「服務病人」，簡單地說，就是要「以患者為中心」，這樣想來，前面所說的方式當然沒有不對，可是這個過程中似乎是以家屬為主、讓家屬來引導改變，那麼患者的角色呢？難道患者只能

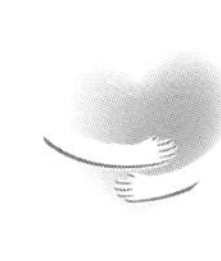

是被動地接受照顧嗎？這樣真的好嗎？於是我回頭問問黃先生：「你可以說說是怎麼幫你妹妹準備三餐，你們又是怎麼吃飯的嗎？」黃先生先是一愣，似乎沒想到會被問起這樣的問題。

我向他解釋，有些人吃起飯來狼吞虎嚥速度非常快，掃光一頓飯可能連十五分鐘都不需要，如果時間這麼短，當然就很容易忘記自己吃過了沒。

用餐這件事，其實是有「過程」的。平日裡，黃先生就和一般家屬一樣，用心為妹妹把食物烹煮好後端上桌，然後叫黃小姐來吃飯，因此黃小姐的用餐過程很短，除了吞嚥的速度快之外，更因為對她來說，「吃飯」這件事是從拿起筷子開始，很快吃完後，她也不負責洗碗，所以當她放下筷子，吃飯這件事情就結束了。在這個過程中，患者是被人「服侍」的，她只負責「吃飯」這個步驟，時間短、步驟單純，若是用餐過程中還是自己一個人獨食，那就難怪她很難記得「啊，我剛才吃飯了」這件事了。

增加「吃飯」的參與感，留下印象深刻的過程

那麼，我們能不能改變一下這個過程呢？我這樣告訴黃先生：

「或許你可以邀請她陪你去買菜，回家後再一起進廚房洗菜、煮菜，分工合作端上桌或擺餐具，接著大家一起吃飯，邊吃邊談談日常生活。吃完後不可以筷子一丟就走，要等大家都吃完、一起收拾善後，有時晚餐結束還可以配合垃圾車到來的時間，讓她一起出門丟垃圾、順便散散步。這樣的安排對患者的延緩退化有幫助，更能讓你嘗試看看，能不能減少妹妹說『沒吃過飯』的頻率。

「假如不自己煮，改買便當，這個方法還是可行的。例如，先討論一下要買哪一家便當，決定好後一起出門，兩個人一路聊著要點什麼菜色來吃，藉由討論來加深印象。買好便當，當場坐下來吃或者帶回家吃都可以，總之就是吃慢一點，狼吞虎嚥本來就對健康不好。你和妹妹吃飯後一起回家的路上，還可以再問問剛才吃得如何、下次要換哪一家之類的。」

說到這裡，黃先生應該是聽懂我的意思了，**關鍵就是想方設法讓患者感覺到「過程」，所以事情不是「做完」就好了，而是要讓患者真實體會到「做過了」**。就照顧的角度來說，很多時候「過程」比「結果」更重要呢。

黃小姐還年輕，但這樣的照顧原理依然可以沿用在以年長者為主的失智症患者身上。對許多老人家來說，吃飯量少、選擇性不多，若又加上子女工作忙碌，許多時候

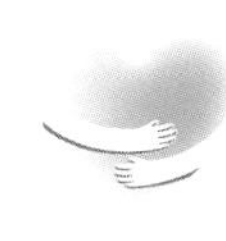

是買了便當來探望，但飯菜往桌上一擺就繼續忙碌，讓老人家獨坐桌角進食。這個用餐過程對他來說，就不會是一件快樂到足以記憶的事情，難免會忘記自己已經吃過了。

因此，面對患者「忘了吃過飯」這樣的老問題，讓我們嘗試換個角度來面對，捨棄掉「求快」的想法，讓照顧一事真正回歸到「生活照顧」，有時候緩下來過日子，才能讓患者和照顧者同時受惠。

乃菁醫師與你一起探索

生活日常不放空、不健忘的方法

我最常舉容易被遺忘的事情為例。像是吞藥，連我們這些成熟的成年人，有時候都會恍惚著想：「我到底吃過藥了沒？」尤其當我們正忙碌時，吃藥這件事情會被用「順手一做」的方式完成，導致我們也常常需要思考：「我今天綜合維他命吃了嗎？」

這是我們的心情，也是爸媽想不起有沒有吃藥的心情。那麼，我們要怎樣做才能提供幫助呢？

1. **吃藥時，跟吃飯做一個連結，一定要吃飯前（後）吃藥。**
2. **吃藥時，一定要唱一首歌才能吃藥。創造出複雜連結的事情，讓這件事不再被輕飄飄帶過。**

身為主管時期的我，同事會在事情完成後，跟我一邊走路一邊報告進展。有時候，我一坐下，想著剛剛說的話，還真是一點也想不起來剛剛同事說了什麼，只有隱隱約約的印象，自己想起來也是有點擔心。後來跟同事討論重要的事情，我會正式地坐下來，好好地從前言開始進行，過程中互動，最後再做一個結語，也不失為減少忘記的一種方式。

有時日子過太好，或是太放空，也很容易忘記事情。所以，為了減少生活中的遺忘狀況，我們跟長輩間的互動，也必須加上多元的元素，比如肢體語言、講笑話，或是把時間拉長，創造雙方強化記憶的連結，甚至加上唱歌跳舞，也許都是很好的策略喔。

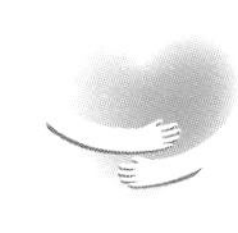

日洗三次澡、頻繁換衣，有必要嗎?!

——下定論前，想想他們過去的習慣與心理

那天早上，五歲的女兒一起床就先精挑細選，挑了件有美麗圖案的T-shirt穿，左看右看不滿意，於是換另一件內衣來搭這件T-shirt，穿好後又發現兩件衣服太過相似、疊起來不好看，再度換一件更薄的內衣，讓身形看起來俏麗又可愛。這一輪下來已經過了二十分鐘，接下來還要從五花八門的口罩中挑選她認為合適的圖案和顏色，仔細照鏡子，這才願意出門上學去。

我這個當媽的老是要催她出門，每回都要從稱讚「好可愛」開始，一路到語氣愈來愈急促的：「不要挑了，要出門了！」光等她換衣服就是對我耐性的考驗。我邊看她換衣服邊想：如果在照顧可愛的小孩時都會忍不住失去耐心，那麼照顧老態龍鍾的年長患者們時，家屬的情緒必然會更焦躁吧？

我進一步想起已經進入青春期的兒子們，他們似乎老是在流汗，童年時一天洗一次澡，現在是放學回家洗個澡，因為活動量大，於是睡前再洗一次，甚至隔天一大早起床還需要再洗一次。我搞不懂，明明是香噴噴上床睡覺的孩子，光睡一覺怎麼就變臭了呢？半大不小的兒子們嘻皮笑臉對我說：「我就是這樣啊，不洗澡也不行，你不要管我啦。」

頻繁洗澡、換衣，有必要嗎?!

在這種育兒的片刻，我忍不住想起來到我門診中的失智長輩們，有幾位確實會要求早上、下午和睡前都要洗澡。若身體還能活動自如，那麼頻繁洗澡沒有太大困難，問題是，當需要家人幫忙才能洗澡時，長輩們的要求總有幾次被以「這不是洗澡的時間」來拒絕，老人家往往只能妥協，默默接受家人的安排。但老人家們對洗澡的要求

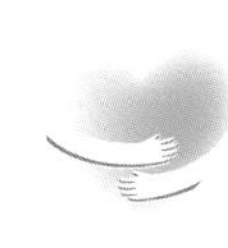

只是一時興起嗎？難道沒有讓他們不得不提出要求的理由嗎？

就以我的孩子來說好了，他們習慣衣服一有異味就要換，有一回有個孩子一天內光內褲就換了五次。我們母子間好說話，再怎麼說，兒子可以生活自理、遇到問題也能清楚描述，但我的患者們呢？若有長輩一天需要換五次衣褲，那麼應該早被家屬判定是失智症退化到大小便失禁的地步了吧？我就常在門診時聽見家屬抱怨：「我爸內褲臭臭的。」「我媽一天換好多件內褲，自己還躲起來偷偷摸摸地洗，我看她是退化到失禁了，不想被我們知道。」

那當下我默默想：我兒子只會把內褲丟給我洗，根本不願自己動手呢。現在你媽還會自己洗、自己晾，不好嗎？我拿出耐性來安慰家屬：「頻繁換衣服不見得一定和失智有關啊。例如你我都生過孩子，應該有經驗打個噴嚏就可能漏尿，我們很愛乾淨，馬上就會想換內褲，對吧？」

我接著正色問家屬：「你仔細觀察過老人家過去身體清潔的習慣嗎？他過去有頻繁的尿失禁嗎？如果有，也是自己換內褲嗎？他是突然愛換內褲，還是一直以來就愛乾淨所以常常換衣服呢？你描述的現象，有沒有可能是偶然幾次被你看見，但你因為他是失智症患者，於是很自然地聯想他的病程已經進展到失禁了？」

不少家屬聽完的第一反應就是當場愣住，顯然沒想過這些問題。

定論「行為異常」前，想想他們過去的習慣與心理

難怪我總覺得當孩子真好，即使出現了異常行為，很大機率是被包容、被寬待的。年紀再大一點，當青壯年也不錯，一天當中愛洗幾次澡、愛換多少件衣服，根本不用向任何人報告，更不會因此被懷疑是不是身心出現問題。

隨著年歲增長，我們開始邁入老年，老衰加上疾病，老年人需要家屬的照顧，先是被照顧的方式往往是要順著家屬的作息和方式來進行，**更讓長輩擔心的是，只要表現出不符合照顧者期待的行為，他們就會被懷疑是不是失智症造成異常。**

但「異常」兩個字必然成立嗎？要說異於常態，那我們至少要先知道「常態」是什麼，但在我的看診經驗中，沒有多少子女可以清楚敘述父母親從三十歲起一路到八十歲、各年齡層偏好的穿著習慣，自然也就不知道該怎麼幫助邁入老年的他們。我想過若自己到晚年，連最貼身的內衣要穿哪個料子、什麼款式，甚至穿或不穿，都要迎合照顧我的孩子們的偏好，否則就會被私下碎念說是不是病情加重了，我想必也會鬱鬱

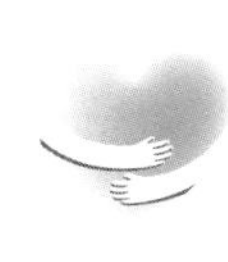

寡歡啊。

我這般思考，當然不是要質疑家屬懷疑長輩出現異常行為這件事，畢竟失智症的確有可能導致患者出現異於常人的舉止。

從不洗澡、不換衣，再到尿褲子……

例如我的患者中，有位黃太太長達一整年拒絕洗澡、每天都穿同一件衣服，搞得主要照顧者，也就是她的先生都快崩潰了。後來我們先用藥物來調整病情，加上家屬毫不氣餒地又哄又騙、嘗試各種說服方式，才終於讓這位太太願意洗澡，並趁著洗澡的機會換衣服。黃先生當時特意選了方便活動的褲裝，還開心到拍照給我看。

只是沒過多久，他通知我有新問題出現了，這回他傳來的是黃太太連褲子都沒脫下就尿出來的照片。黃先生語氣沮喪：「人生果然不會讓我輕鬆的，你看，我好不容易讓我太太進步到願意洗澡，沒多久又退步成尿尿問題。」

我請他想一下：「你太太穿裙子穿一年多了呢，尿尿前沒脫褲子，會不會是因為她根本忘了現在沒穿裙子、改穿長褲了？」隔天我又收到黃先生的簡訊，快樂地報告尿褲子的問題解決了。看來問題的癥結果然和黃太太忘記自己已經改穿褲裝有關，透過重新幫助她學習穿脫就可以解決了。

跳脫糾結迴圈，用他需要、喜歡的方式照顧他

失智患者與衣服的糾葛百百種，家屬不時抱怨：「我太太一年到頭都穿毛衣」、「媽媽只願意穿內褲」、「老爸整天換衣服換個不停」、「我老伴找不到他想要的衣服，又一直指責我們偷走他的衣服」……

說起來，很多時候癥結就是失智患者心中總有一件最鍾愛的衣服，但又往往找不到那件衣服。

因此，我常勸家屬：「不要只看表象，糾結在他一直翻找衣服，要看得深一點，也許這些行為反映出了他的生命意義啊。」

例如有位阿嬤被家屬帶來看診，問題之一是沒有一件衣服阿嬤看得上眼，嘗試過各種方式後，家屬靈機一動幫阿嬤特製衣物，其實也不過是簡單地在衣褲內縫上幾個小口袋，但阿嬤滿意了，因為她可以把零錢、衛生紙等各式各樣小東西隨身攜帶。

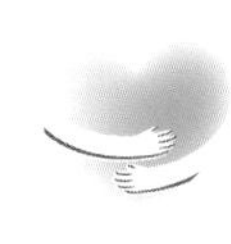

其實這就是照顧的精髓。

不論小孩或老人家，生命中總有我們的私人偏好和習慣，當我們的生活仰賴他人協助時，若這人懂得我們的心意、也願意用我們喜歡的方式來照顧，那是多麼幸福的事情啊。

我就見過這例子，患者李太太被李先生牽著手帶來診間時，我眼睛一亮，因為夫妻倆都穿得很漂亮，李先生主動告訴我等一下要去逛百貨公司：「乃菁醫師，我的照顧祕方就是帶我太太去百貨公司內的高級美容院。洗頭加按摩並不便宜，可是服務好，太太超級喜歡。只要我答應要帶她去洗頭，她就會願意來看診、做運動等等；再說了，我可以趁機帶她去百貨公司散步，她在美容院的時間，我還可以坐著休息一下，所以即使不是我去洗頭，我還是會說我愛洗頭喔！」

真好啊。看著這對夫妻笑咪咪的神情，連我也羨慕起來了，相信就如所有人一樣，我們都期盼當自己老了、被失智症或其他疾病折磨時，身邊能有懂我們的人來照顧，那會是莫大的福氣啊！

乃菁醫師與你一起探索

在還能互動時，建立洗澡的默契

換很多次衣服是一種困擾，但不換衣服也是一種困擾。我們可以藉機觀察一下長輩的作為，細細思索是否有可以幫助的點：如果長輩喜歡換衣服，那換衣服的過程，可以邊看邊研究他喜歡的衣服的類型，一起摺衣服、整理衣服也都能當作日常的職能治療。如果長輩喜歡洗澡，我們可以一起探索浴室的擺設跟洗澡的方式與樂趣，甚至購買盥洗用品時，也可以一起多多討論。

如果長輩不換衣服、不洗澡，這時絕對是困難的狀況了。通常不洗澡絕對不是一天突然發生的，一定是已經累積好幾天，家人突然因為臭味才發現，這時候其實有點困難處理。為了預防這樣的狀況，平時對於一般長輩的衣著與洗澡狀況可能需要小小地了解，而對於開始失智的長輩，更要天天關心，注意他每天的洗澡更衣狀況，在適當的時候，小小地提早一起洗澡。以免當我們發現時，他很多習慣已經建立，變成對外人有抗拒，陷入完全無法協助的窘境。

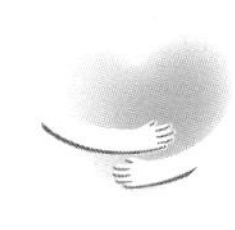

不是不尿，就是尿失禁？

——照顧需要耐性，也需以尊重感受為前提

我們為照顧失智父母的家屬們舉辦支持團體，當天這群成年子女們焦慮地討論著照顧上的困難。

張小姐說：「我媽媽都不去廁所尿尿，每次帶她到廁所她都不尿，一出來就尿在褲子上。」

李先生馬上附和：「我媽也這樣，更奇怪的是，她白天不尿都沒怎麼樣，但一到夜晚睡覺時，總是來不及到廁所就直接尿出來了。」

尿尿的問題馬上引起家屬們心有戚戚焉的討論，紛紛說起失智父母不願意去尿尿、親子間又是如何為此起口角。

王小姐生氣地說：「我媽媽還罵我：『你只在乎我有沒有尿出來，根本不相信我是真的不想尿尿。』但事實就是她常常來不及到廁所就尿出來，我才會一直催著她去尿尿啊。」

我在一旁聽大家把心中的話都說完後，請他們靜下來聽聽我的觀察。

當有尊嚴的父母，成為被孩子提醒「去尿尿」的老人

首先，我承認他們口中描述的狀況都是很大的照顧困擾，家屬的確辛苦了，但我也同時想到老父親、老母親們感受到不被信任的挫折。

我說：「讓我們先把『失智症』這個沒人想罹患的疾病從他們身上拿掉，那麼他們目前都還算是生活上可以自理的成年人。他們從老師、會計師、大廚師或其他職業上退休，都有用一輩子建立起來的職業尊嚴，此外還有一輩子為人父母的身分在。但現在確診失智症的他們卻連尿尿都會被三番兩次地提醒，這和嬰幼兒是一樣的啊，可是

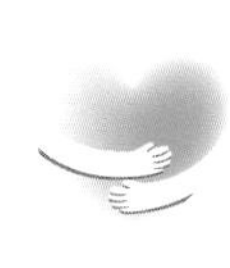

爸媽他們並不覺得自己是幼稚無知的小孩，大家想想：**從一個有尊嚴的家長身分，變成要被子女提醒去尿尿，這個事實有多令他們傷心呢？**」

再來，我請大家想想，自己提醒失智長輩去尿尿時的口吻：「是不是說『媽媽，去廁所尿尿，不然等一下就又要尿出來了。你因為來不及而尿出來很多次了』？」大家紛紛點頭承認說過類似的話，於是我請大家換位思考，若自己被這樣說時的感受。

黃小姐想了想後說：「我會很傷心，好像我一天到晚都尿在褲子上。」

我問：「你們有計算過長輩每天或每週尿褲子的次數嗎？頻率如何呢？」

張小姐說：「要工作又要照顧家裡，我哪有時間想這個！」

我點點頭：「所以長輩們『總是來不及、一直尿在褲子上』這件事也不能說一定是事實，比較像是你們的『感覺』。**你們因為長輩們尿褲子所以焦慮和生氣了，這些感覺都是真實的，只是你們把自己的感覺看得比長輩的感受重要。**」

家屬們的臉上出現深思後若有所悟的神情，我知道大家開始理解我想要描述的，失智長輩們感受到的無奈和無力感。我說：「大家想想我常掛在嘴邊的，『狗和貓不會沒事就亂叫、亂咬人』，所以當老人家沒辦法為自己辯解時，最直覺的反應就是用生氣來反擊了，對吧？」

從醫學角度看排尿問題

我接著再為大家從醫學觀點解釋，人到了晚上的確會比較想尿尿，特別是上了年紀後，抗利尿激素會分泌得少一些，因而影響到晚上尿意濃稠的能力。所以若觀察到長輩晚上尿尿太稀也太多次，可以找泌尿科醫師討論後找出應對方法。

除此之外，季節也會影響，例如夏天白天炎熱，導致大家常流汗，若我們還是維持平常的喝水量，水分就多會透過汗水流出，白天當然就會減少尿尿的次數了。到了晚上氣溫降下來，流汗少了，很自然就會多尿幾次。

所以說，**很多因素都會導致尿量和次數的變化，如果我們不深入思考，只是用一個最直覺的答案來要求父母，可能一不小心就讓老人家委屈了呢**。

我又進一步分享照顧孩子們的經驗，因為我有兩個孩子很容易因為太專心在手邊的事情上而忘了去尿尿，常是忍到受不了才跑廁所，很多時候當然就因為來不及而尿褲子。即使都上了小學，我還是有好幾回要送衣服到學校讓他們換穿的經驗。

我也會因為要跑一趟學校而叨念他們，他們被罵了，心情不好，癟著嘴對我說自己也努力忍耐了，只是總是忘記先去尿。好在小孩在學校是團體生活，在同儕壓力下會自己設法修正，學乖了就知道玩遊戲前要先去尿尿。

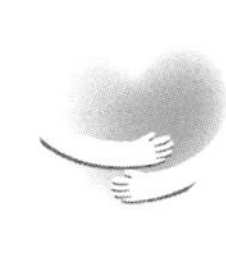

再把時間往前推，當孩子們更小、還在嬰兒時期，我每到半夜就要起床幫他們換一次尿布。即使睡前特意減少水分的攝取，但想只靠一片尿布就撐到隔天早上還是不可能的，尿量會多到弄濕床墊。我想，這和他們的荷爾蒙還沒有發育成熟有關。

從失智長輩的角度去看待他們的感受和請求

聽我講到這裡，家屬們的心也鬆動了，李先生猶疑地問：「我真的可以相信媽媽會自己去上廁所嗎？」

我問：「她還記得你是誰嗎？」

他點頭：「記得。」

我說：「你覺得『記得人名』和『記得去上廁所』，哪個比較困難呢？」

他想了想說：「大小便這件事算是人的本能，應該不容易忘記。」

我說：「對囉，你媽目前都還能記得你是誰，只是你不信任她能做更容易的事情。如果我們把每一個不如我們預期的行為都直覺性地聯想成『都是因為疾病的關係、因為他是病人』，他們一定會因為不被信任而覺得受傷和委屈。其實啊，我覺得**只要長**

輩還能生氣、還能為自己說話，我們就要尊重他們的感受都有其真實性。」

關於尊重長輩的感受，我接著比喻：「像是常有家屬說：『媽媽每天都說要去找她媽，也就是我的外婆，但外婆早就去世了。我跟媽媽說她媽媽已經死掉了，她卻都不相信，還是一直說要去找媽媽。』」

李小姐馬上附和：「我媽媽也這樣呢。有時候是每個月發生一兩次，有時候是一陣子裡密集發生，她總會有幾次忘記她已經在住了好幾年的家中，吵著要回老家。」

我請其他家屬想想為什麼李媽媽會這樣要求。

傅小姐先猜測：「是失智造成的退化吧，我想李媽媽沒有現實感，她的時空已經錯亂了。」

我說：「沒錯，失智症讓患者退化到某個程度，患者的認知就會在不同的生命階段中變換，幾天前覺得自己的孩子還在青少年時期，幾天後又覺得自己還沒成年，自己的媽媽依舊是中年人。關鍵是：你們覺得要如何照顧呢？」

王先生回答：「我會耐心告訴她：『不是這樣的，你的媽媽已經去世了。』不管要說幾次，我都不會生氣、一次又一次耐心地解釋。」

李小姐說：「我會說：『你現在住在這裡啊，為什麼還要去找你的家呢？』若還是

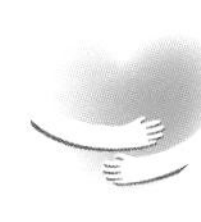

說不通，我就帶媽媽出門好了，到處逛逛轉換心情，讓糾結的時刻過去。」

照顧需要耐心，更需要尊重和傾聽

我笑咪咪地看大家學會用新的角度來看待照顧上的困難，於是以自己和小女兒的互動過程來結束本日的分享。

近日小女兒被我罵，邊哭邊說：「我想念我媽媽，我那個溫柔的媽媽。」但一會兒又忘記了，主動跑來和我膩在一起，親親抱抱、相愛得不得了，感情豐沛的小女兒還會激動地哭著說：「媽媽，我希望你不要死，可是你會變老，變老就是快要死去了。」

她的童言童語讓人哭笑不得。對外人來說，吵架也哭，相愛也哭，讓人一頭霧水。可是對懂小孩的人來說，小女兒的感受都是真實的。那當下，她因心有所感而做出最直覺、毫不掩飾的行為。

我常在育兒過程中想起失智長輩，他們即使年歲已高，卻因為失智症而重新找回最真實的感受和行為。就拿每個人不論到哪個年紀都會想念爸媽這件事來說好了，我們什麼時候會想找爸媽講話呢？可能是受了委屈、需要安慰，也可能是感受到快樂、想要分享，其他家人再好，我們的生命中總有幾件事情是想與自己的父母親分享的，所以不論到了幾歲，大家想回家找爸媽是很自然的反應啊。

因此，下次失智長輩們再要求要回家找父母時，我們或許不要糾結在告訴他們父母已經過世的事實，而是推敲一下他們之所以想回老家找父母的因素：是不是老家中有他們想要的東西？或者是他們想從父母身上重新找回那些感受？

當然，**失智長輩並非總能清晰地說出緣由，可是他們的感受是那麼地真實而深刻，因而把千百種難以言喻的感受化為簡單一句：「我想媽媽，我想回家。」**

說起來，失智長輩不難懂，很多時候我們在照顧上需要的並非專業技巧或藥物，而是更多的同理和耐性，這兩項應是在各領域的失智照顧者課程中，一再被重複提及的特質。相信家屬們早已聽爛了「要耐著性子安撫」、「不怕重複說明」，但除此之

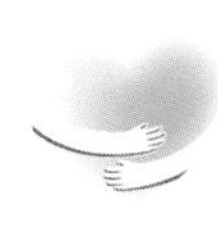

外，能不能也讓我們保有尊重呢？

能不能我們在生活照顧的同時，也記得失智長輩依然是一個成人，他依然有其愛惡、思念、偏好與其他人之所以為人的感受？讓我們記得：長輩是失智了，但感受是真實的；讓我們尊重他們的感受，循著感受去思考背後因素。相信因此而來的照顧方式會更貼心、更能安撫他們的情緒，照顧過程中的紛爭也會自然變少，家屬也能更輕鬆。

乃菁醫師與你一起探索

某些話語背後深層的原因

大家回想一下，自己第一次在外面住宿、工作、覺得受委屈的時候，第一個想到的人是誰。當我們覺得害怕、恐懼、心情不好，第一個想起的是誰，最想跟誰傾訴？

也許是爸爸媽媽、阿公阿嬤，甚至有人是阿姨。這些人在你生命中的角色是如何呢？他應該是給你很多愛、很多溫暖，當你每次跌倒他都會想要扶你站起來，對你微笑，跟你說沒關係的那位。

當我們用這樣的同理心去理解父母，就可以知道，當長輩說「想媽媽」、「想回家」的時候，其實是真心委屈跟不舒服的。要解決這種狀況，可能要從讓他不覺得委屈，讓他充滿幸福感開始，也許可以想辦法讓他快樂地專注於當下，以減少對父母的思念。

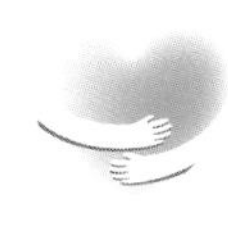

失智親人抓糞塗牆，怎麼辦？

——理解行為背後的心理成因，才能對症下藥

我長期接觸失智症患者與家屬，這幾年經驗累積下來，感覺人生忙碌事情百百種，但每日就是吃喝拉撒睡。

這些看來再平常不過的小事，放在我的失智患者身上，卻往往成為難以處理的大事，讓照顧他們的家屬傷透腦筋，日前就有幾位家屬為了失智家屬排便的問題來找我商量。

不願沖水與收集糞便的奶奶

第一位是趙先生，他知道母親的失智已走到中重度階段，仍然忍不住抱怨。原來母親解便後總不願把糞便沖下馬桶，甚至用手拿起糞便，他必須跟母親搶糞便。我細問趙奶奶解便的過程，發現她不是不習慣，也不是不會用沖水馬桶，她用一種分享祕密的神情告訴我：她是在生孩子。

原來如此啊。我恍然明白這正是古早時生孩子的姿勢，在她的生命歷程中，生孩子這件事對她來說必然相當重要，以至於即使她已是失智患者也無法輕易忘懷。

無論原因是否正如我的推測，但我們至少有個嘗試解決的方向，所以我建議趙先生這樣做：「下次你媽媽解便完，不要再急著跟她搶大便，也不要責罵她，就順著她的話講，安慰她生完孩子辛苦了，請她到一旁去休息，等你把新生兒清洗好再抱給她看。」

趙先生不但照做還舉一反三，他在廁所準備一個小玩偶，母親一解便完就順手把玩偶遞給她，告訴她這就是剛生下來的新生兒，母親便會抱著到旁邊哄騙，此時剛好方便趙先生收拾廁所。如此一來，患者安心，照顧者也輕鬆多了。

另一個因母親解便問題而來的是錢先生。他帶著母親走入診間，不好意思地為臭味

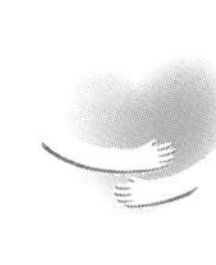

向我道歉，原來錢奶奶手提包中是一包包乾掉的大便，怎麼都不肯讓家人拿去丟掉。奶奶帶著慎重的神情說：「醫生，我跟你說，這是不好的東西，都是小鬼，我要看好，千萬不可以讓鬼跑掉了。」

「這樣啊。」我對奶奶表示理解，一轉頭就建議錢先生去拿一張符貼在垃圾桶上，下回再看見患者把大便包好就跟她說：「這張符咒可是我專程去請回來的喔，你把小鬼放這個桶子裡面，小鬼就不會跑出來了。」

很幸運地，以上方法都奏效，困擾家屬許久的問題被解決，家屬可以暫時安穩一陣子。直到患者病程往下進展，可能是到大小便無法自己來的程度，也可能是還保有行動能力，因此再有新的問題行為發生。若真如此，屆時我們再想新的辦法應對。

不是故意就地排泄，而是來不及走到馬桶前

我的另一名患者黃爺爺就是認知能力更加退化的例子，他出現的行為也是大家對失智患者常有的誤解：誤認患者愛「玩」自己的排泄物，還會隨意塗抹，造成環境髒

亂。以上情況往往把照顧者嚇得驚慌失措，但在我看來，這樣的故事其實可以換個角度來討論，就讓我從我與黃爺爺的兒子之間的對話開始說起吧。

黃先生因為老父親罹患失智症，在我的診間出入好一段時日了，那天又到了回診日期，他一看到我就憂心忡忡地說：「爸爸的狀況又退步了，他最近大便都不使用馬桶，而是直接褲子脫了、拉在地上，結束後彷彿這件事沒發生過，更像看不見地上的糞便，站起來後直接踩過大便、到處走動，於是滿地都是沾上大便的腳印。父親還會直接踩到床上，靜靜地蹺腳看著門口，再用他的手抹起腳上的大便，往床頭的牆壁開始塗鴉。」

我訝異他怎麼這麼清楚整個過程，黃先生苦笑著為我說明：「陳醫師啊，我爸爸生病後，我就裝了家用監視器來錄影，起初是為了確保他的安全，沒想到意外拍到這畫面，我才能描述得這樣清楚啊。」

於是我問仔細看過錄影內容的黃先生：「你爸爸沒使用馬桶，那會走到接近廁所的地方嗎？」

他想了一下回答：「有喔，他有走到廁所的門口。」

我暗自思量：所以，他其實是知道要去廁所的，那麼拉在地上是不是單純時間來不

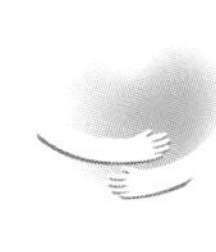

及的問題？

於是我問黃先生：「你觀察爸爸的糞便狀況，看起來是不是像腹瀉那樣稀稀的，不是固體的樣子？」

黃先生點點頭後補充：「這樣說來，他也不是每天都拉在地上，或許拉在地上的時候，真的是因為腹瀉而來不及了。」

我安慰他：「可能是喔，我那上小學的兒子也曾經發生過來不及上廁所就拉在褲子上的意外，還打電話來要求我帶衣服去學校給他換呢！你父親罹患失智症，行為上像小孩子，所以發生這種狀況也是難免的。」

黃先生表情看來放鬆了一點，於是我們接著討論弄髒環境的問題。

用手抓大便、塗牆是本能反應

我問：「你爸爸現在還能分辨液體和固體嗎？比如解尿後會出現液體、大便形狀是固體或軟泥狀的。還是說，現在的他看到排泄物都已經無法分辨，頂多只是覺得家裡地板髒了點呢？」

黃先生愣住了，瞪大眼睛說：「我沒有想過這個問題！」他停頓了一下，自言自語般地說：「如果是這樣，那的確是有可能一腳踩過去的。」

我繼續引導他想像：「如果你包著尿布，裡面又有大便，感覺黏黏的，你會不會想用手去抓？」

黃先生回答：「可能會喔。」

於是我說：「所以囉，你爸爸也是這樣的，他或許無法理解自己已經解便了，但身體還是有感覺，覺得屁股或腳上不舒服，很自然就會伸手去抓。抓完了，身體舒服了，這下換手上感覺沾黏了東西，那麼抹在身邊的牆壁上，不正是最順手的嗎？這一連串動作就是動物本能的表現啊！」

我再度提醒黃先生，他父親已是失智症中度患者，這樣的行為並沒有辦法靠吃一顆藥丸就解決，而是要透過照顧方式來處理，何況家屬看來的問題行為，換個方向從患者的角度想就合乎邏輯了。

解決問題的第一步：細心觀察、將心比心

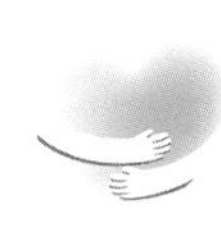

其實失智照護的核心精神不脫「將心比心」四個字。想想年幼孩童有時玩瘋了、忘記去廁所，等到不得不往廁所衝時，很可能在半路上就忍不住尿出來或者將大便拉在褲子上，而今類似的狀況也會在失智症患者身上發生。因為失智在某種程度上來說，就是一個返老還童的過程。

我知道照顧者們都辛苦了，但也希望照顧者們理解：**失智症並不是能用藥物來解決問題的疾病，相反地，我們要倚靠對患者當下身處的情境和思考方式的了解，才能提出更適切的照顧方式，以減少問題行為的發生**。

照顧失智患者沒有一套劇本走天下的方法，只能且戰且走、臨機應變，這也是家屬在照顧上頗多困擾的原因之一。但在本文開頭兩位奶奶的案例上，我希望家屬能看見患者不是故意製造麻煩，如果我們看懂她們的「問題」，才能知道如何應對，甚至我們可以多想一下這兩位老媽媽心中對家人的愛——她們的行為不也是愛著孩子和家人的一種表現嗎？

進一步說，眼前的失智患者可能已被尊稱為阿公或阿嬤，但他們也曾是養兒育女的年輕父母親，我們都是從牙牙學語階段裡受父母照護長成，曾經我們也不懂得如何控制排泄，多少次尿床和便溺在身上，是父母親不嫌髒臭親手為年幼的我們洗滌與清潔。今天父母親老了，失去自我控制的能力，我們難道不能懷抱當年他們愛護我們那樣的心情，以回饋的姿態來照護年老的他們嗎？

也讓我們更進一步提醒自己：每個人將來都有罹患失智症的可能，若是如此，那時即使我們身為患者，也定然期望著旁人將我們視為一個完整的人來照顧吧！所以，讓我們現在照顧失智患者時多一點包容，莫忘了患者既生而為人便會擁有生物本能，所以我們要順著本能行為來做出反應，在這樣的理解和包容之上，我們一定能提供更妥適的失智照護。

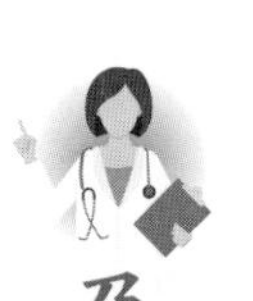

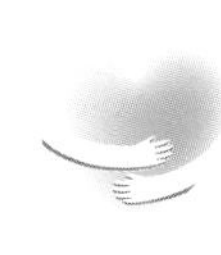

高齡長者的排便問題是一大困難。我遇過各種挖大便的方式，有一個長輩的女兒跟我說，有次看到媽媽在廁所鬼鬼祟祟不知道做什麼，偷偷跟去看，發現媽媽正在挖自己的大便，挖完都抹在廁所地板，接著把大便放進馬桶。她看完之後驚嚇不已，等媽媽完成這一切，她大聲斥責媽媽的行為。後來，媽媽沒有再挖大便，但整天關在昏暗房間裡走來走去，似乎失智症變得更嚴重了。我聽完，跟她說：「你有過大便卡在肛門，覺得就要大出來卻出不來的難受感嗎？」女兒搖頭。我開立軟便藥、通便藥，請她幫媽媽處理。後來，媽媽順利排便，既不再挖大便，也沒有在房間走來走去了。

歸根究柢，排便問題必須被處理，而不是被阻止。

那麼，排便問題應該如何處理呢？

1. **了解父母親從年輕開始的排便習慣。現在年輕人便祕的也非常多啊。所以，大家必須了解父母親年輕時是正常排便，還是需要藥物，或者需要外力介入（例如有用水柱沖的、用咖啡灌腸的，各式各樣方式都有）。**
2. **了解排便習慣之後，還沒有失智時，先一起調整腸胃。每天上午起床就大便，比起整天想大就大的腸胃狀況要來得容易照顧。**

3. 當無法互動跟想辦法調整之後，只能默默地觀察他吃的東西、喝水的量，這些自然狀態與排便的關係。如果已經需要藥物介入，就要觀察藥物介入後的效果。觀察排便時是否有痛苦的表情，也是重要的可以協助長輩的指標。

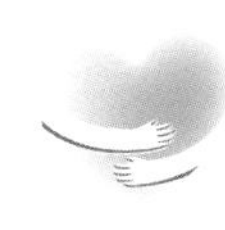

為什麼每到晚上就不睡覺？

——多給時間等待，勝過加強用藥量

讀到醫學院畢業又從醫為業，見過的聰明人不少，依照社會定義，他們就是人生勝利組，但我這一路看來，總覺得對這些所謂的優秀成功人士來說，人生就是要按部就班，只要一脫離常軌，他們就會變得惶惶不安。但人生總不是一場規劃好的旅程，無法凡事都依照計畫書執行，在失智照護的現場更是如此。於是，我三不五時就會見到患者和家屬之間因此起紛爭。

「白天睡太多」引起的睡眠問題

舉例來說，失智者常有夜間不想睡，導致家屬晚上也無法安眠的問題，白天要工作、晚上又不得休息的家屬往往為此情緒失控。每遇到這樣的問題，我會請家屬先思考看看是不是和患者白天睡覺時間太長有關，有時是因為藥物引起的嗜睡，但有時純粹是白天沒事做，光看電視就打起盹來了。

許多家屬的第一個反應是否認患者白天睡太多，接下來我就會問他們，是不是白天都緊跟在旁，確切觀察到每個時段的作息狀況？

若家屬依然用肯定的語氣回答，幾乎像是要發誓一樣地說每分每秒都沒離開過，此時我就會開些幫助睡眠的簡單藥物。

家屬回去後讓患者服用，下次再回診，多半會滿意地說患者晚上不睡的現象有改善。少數患者會出現吃藥後兩天不睡，但一睡就睡一整天的狀況，那麼順應著調整一下患者的生活作息，往往也能達到患者能睡、家屬能獲得休息的好結果。

但近日我遇到患者黃伯伯，他的睡眠問題就超出這個範圍了。

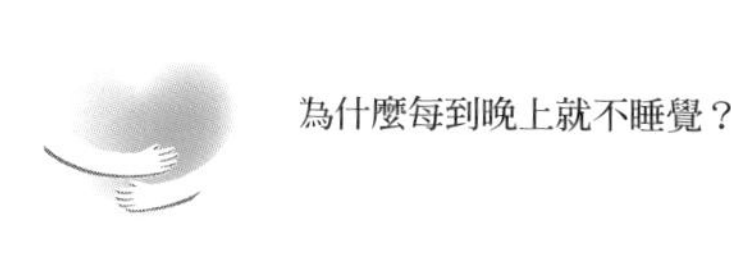

積極調整用藥，卻不見成效

黃伯伯事業有成，以創立公司的精神來管理孩子們的教育，黃家的孩子們在父親的教導下個個都有優秀表現，也延續了父親積極管理生活各面向的精神，自小就學會要訂定目標，並且積極在設定的時間內完成。

黃伯伯年邁退休後確診失智症，孩子們對老父親相當照顧，於是他們設定的照護目標之一，就是要讓老爸爸每晚準時睡覺、躺上床就一覺到天亮。

家屬們拿出科學實驗的精神，每天調整父親服用的藥量後仔細觀察，父親睡得好的那天，他們就很滿意，但只要有一天父親的表現不是如此，他們就會立刻掛號，找別的醫師再開不同的睡眠處方來嘗試。一輪看診過程下來，我從雲端藥歷看到黃伯伯的睡眠用藥，在兩星期內就從25 mg上升到200 mg。

基於醫病間的信任，家屬還是會帶父親來掛我的門診和討論，他們的用心大家都看得見，每次來都是一大家子一起出動，除了主角黃伯伯外還有老伴黃媽媽、兒子和媳婦，連女兒、女婿都不缺席。

我習慣性地問一句：「黃伯伯白天有多活動、少打盹嗎？」

兒女們說：「有的，我們都有好好陪爸爸一起活動。」

我看了看用藥狀況後說：「你們一直調整藥啊，這樣爸爸會不會沒精神、很虛弱呢？」

家屬趕忙回答：「沒有這回事，你看，我爸還能好好坐在這裡跟你說話，他可是自己走進來的，不是坐輪椅喔。」

我說：「可是，黃伯伯的眼神看起來很累，走路的狀況也沒有以前有力，似乎有些步履蹣跚呢。」

家屬說：「應該是他還沒有睡醒吧。他前幾天半夜還偷開車出門，出了點小車禍，想來他應該是因此受到驚嚇了。但你放心喔，我們有找精神科醫師看診後調整藥物了。」

於是我建議：「那麼就請精神科醫師協助你們一起調整管理睡眠和情緒的藥物吧！畢竟兩個醫師分開處理藥物容易混亂，給同一位醫師看診也有額外的好處，就是他能更熟悉你父親的狀況。我擔心的是調整藥物的次數這麼頻繁，若又同時發生不同的因素引起生活上的變動，你爸生理上會因為前一批藥物還沒吸收完全、新一批藥物又加入而產生混亂呢。」

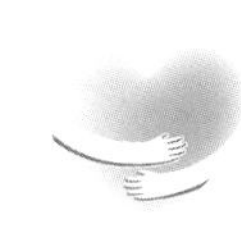

「只有太太陪我，孩子們沒有」

家屬和我專心討論時，本來一言不發的黃伯伯突然插嘴了：「只有太太在家陪我，孩子們沒有，他們很忙。」大家一時間愣住了，轉頭看他。

黃伯伯繼續說：「我還能教孫子做功課啊，為什麼一定要出門參加有的沒的活動？我不喜歡和話不投機的人在一起。」

這話一出，兒女們在父親身後對我猛搖頭，但我心底明白黃伯伯的意思。教導孫子做功課這件事是他在生病前已經持續十幾年的生活重心，至今依然深刻印在腦海中。至於他不喜歡的「出門參加活動」，則是確診後我請家屬帶他去失智據點上課，但他一直覺得自己的程度和據點中的老人們有差距，因此心生排斥。這下我懂了，難怪黃伯伯依然白天沒精打采、不時打盹，晚上則精神好到不想睡，但他的兒女們專注於藥物量的調整，想不通為什麼不管怎麼調，狀況還是沒改善。

我回想起黃伯伯曾經因為住院開刀，離開加護病房後的第一晚翻來覆去睡不好，值班醫師打針幫助他入眠，第二天家屬就照會神經及精神科醫師來協助調整藥物，可說是一見到老父親一點情緒波動，家屬就會焦慮地請求醫師協助。但黃伯伯到底不是身上裝了開關的機器啊，無法按照家屬的期待，吃個藥就馬上昏倒似的入睡。

不是他病得太重，是我們太想一招立即見效

黃家的狀況其實也是不少失智家庭的共同反應，其實幫助失智長輩在夜間入睡的好方法所在多有，上網隨便搜尋就可以讀到近百種，很多都還比用藥更好呢。所以我常勸家屬，**先定下心來，好好觀察患者的生活作息，依照作息狀況些微調整，一步步慢慢來**。

失智照護不見得都有一蹴可幾的方法，就算有，也不見得是最好的方式啊。當然，我這樣的勸告對家屬來說往往是有心無力，因為現在大家都生活在連走路都要三步併作兩步走的快速年代，大家都禁不起等待。

我想起與孩子互動的經驗。就如天下家長一般，當我見到孩子考試成績不理想，馬上焦慮起來找各種解方，例如找學校老師討論上課狀況、要求孩子重讀課本內容、把參考書都寫完，同時緊急聯繫安親班老師問狀況後再提出加強的方法。多管齊下，要求孩子短時間內要統統完成。但小孩馬上抗議：「我知道我之前沒有學好，可是一下子要做那麼多東西，我沒辦法！我又不是超人！」

爭執到最後，做父母的我們終究放棄想要他在短時間內快速達標的心願，改為只針對當日要完成的作業、隔天要考的內容來努力，這樣的安排對孩子來說似乎好多了，

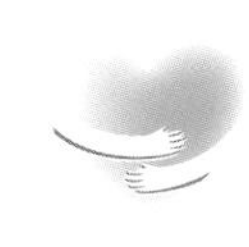

他的認知是一次只要完成一件事情。意外的是，當我們真的把待完成事項簡單化，孩子的心也安定下來了，加上每天一點一滴的努力，慢慢地，成績也上升了。

想想孩子，再看看眼前黃伯伯一家，我想照護精神是一樣的，不論是老人或小孩，我們都要多點耐心去等待。更希望大家能體諒身處紛爭漩渦中心的當事人，相信他們並非故意讓大家不好過，相反地，他們壓力更大。

例如黃伯伯深受失眠所苦又出現記憶障礙，導致他半夜開車還出了小車禍。或許家屬是顧慮老人家的面子而不忍心責備，因而改為期望醫師給出神奇的藥物，幫助他一吃就能躺上床睡到天亮，可是啊，世上哪有每回用都成功的藥物呢？造成黃伯伯晚上睡不好的真正問題沒獲得解決前，他仍會是家屬們眼中的問題所在。

那天我花費一番唇舌為家屬解說，但能不能徹底解決問題呢？那就要看家屬能不能把話聽進去了。

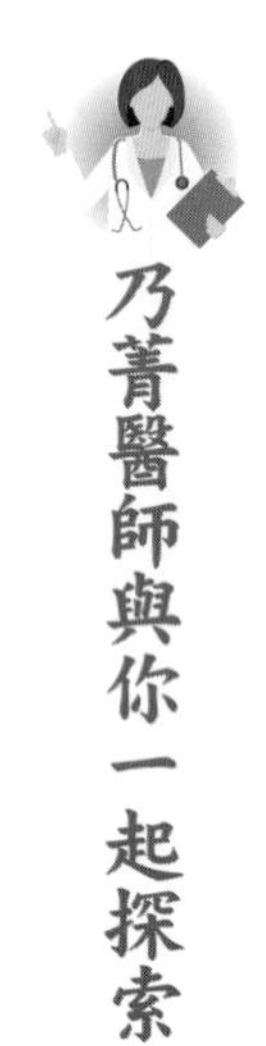

乃菁醫師與你一起探索

失智者的睡眠議題

現在的健保制度及快速時代，讓我們對這個世界失去了耐心，總覺得世界就要像電燈開關一樣，按下去就全亮，再按一下就全暗。偏偏大部分的病，對於藥物的反應也像是按鍵開關一樣：頭痛時吃顆止痛藥，就不痛了；血壓高，吃強一點的血壓藥，血壓就改善；便祕，吃下便祕藥物，沒有百分之百也有百分之三十的效果……就這樣，我們日積月累地養成對藥物「速效」的期待。可是，高齡者的身體、心情還有對藥物的反應，就不是這樣的速效。

有時候，家人說：「陳醫師，這安眠藥好怪啊，吃了晚上都不睡，結果白天一直睡。」這時候，我就會說：「加上白天的活動，我們等等、忍忍。白天一定要活動，藥物不變，但是服藥時間一定要調整。我們慢慢來。」

忍得住的家屬，勢必要改變生活、花更多時間來觀察爸媽，微調再微調。即使經歷過

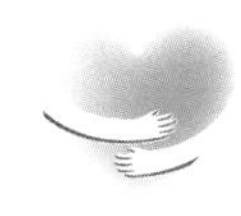

一次又一次的失敗，但這樣緩慢、持續的互動過程，或許會讓照顧者更了解長輩，而長輩在被等待的過程中也能感受到愛。

當然，現實中的照顧者，白天其實無法休息，晚上也真的很需要睡覺跟休息。面對漫漫長夜、一直不睡覺的爸媽，若他們又因為失智而在晚上有嚴重的妄想與幻覺，如此情況下，滿心希望有一顆藥物能讓他快速進入睡眠的心情，我完全理解。所以，真是不得已的時候，還是要跟醫師求助，請醫師協助幫忙。

如何避免失智失蹤？
——訓練「求助能力」是關鍵

失智失蹤是近年來失智照護領域的重要議題之一，因為一旦失蹤了就可能導致性命危險，因此我們總是對家屬強調：警方會立即受理失智患者的失蹤報案，家屬不需要等二十四小時才通知警方。

身為醫師，當然也看顧過不少曾發生失蹤狀況的失智患者。許多人以為失智患者是忘了家或要去的目的地在哪裡而迷路，但認真分析起來，應該說：比起記憶力，他們在定向感上遭遇的困難要大得多，再加上認知功能對其他能力（如主動向人問路或求救等）也有影響，最終導致失智失蹤的發生。

有驚無險的迷路案例

舉吳奶奶來說吧，長年來家屬都會讓她自行搭高鐵，從高雄到台北看孩子和孫子們，她也習慣了下高鐵後再轉公車，如此這般歷練了好幾次都沒發生過問題。但失智失蹤還是發生了。那回她一如往常抵達台北後轉公車，卻提早幾站就下車，下錯站後，身旁環境左看右看都很陌生，所以吳奶奶慌了。她東走西繞，愈走愈心慌，對她來說每條路都有點熟悉，卻又很陌生。

在失智患者看來，失蹤就像在雲霧裡走迷魂陣，難怪過去民俗上有時會說這是被魔神仔帶著走了。

吳奶奶此回的迷路是有驚無險，因為她雖忘了自己可以主動問路，甚至忘了自己帶著手機，但還好她外表看來整潔，和藹可親，只是焦急的神情引起路過學生主動關心。學生們引導她拿出手機，一打開就發現數十通未接來電，回撥後發現是吳奶奶心急如焚的兒子。

原來他早說了要開車去高鐵站接人，只是因為停車困難，他就抓好時間在路邊停車等待，請老媽媽走出車站。過去曾這樣做了幾次都沒問題，可是吳奶奶畢竟是失智患者，這回她忘記了，於是自行上了公車卻又下錯站，下錯站後摸不著東南西北，卻又忘了自己有帶手機，也不懂得開口求助，一連串的「卻又」加總起來，就造成了失智失蹤。

失智失蹤的關鍵

・關鍵一：「定向感」不佳

仔細分析後會發現，定向感的混亂是很重要的關鍵。

我的另一位患者林小姐也曾告訴我有一回她東繞西繞都回不了家，繞著繞著突然看見鐵軌，想起來自己家就在鐵路旁，正好一輛火車經過，她想，跟著火車頭前進的方向走就可以找到家，最後高高興興地順著走就回到家了。

林小姐說得很開心，但我很擔心，因為她即使迷路了也不會主動求助，光憑自己的感覺來東走西走、自行摸索，這回是運氣好，至少走到鐵路邊，更幸運地開過身旁

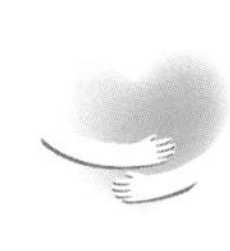

的火車正好是可以領著她回家的方向。但下次還會這麼幸運嗎？一列火車正常來說可是前後都有掛有火車頭、往哪個方向開都可以的，很可能下回她再跟著走卻是離家愈遠，甚至可能她連自己走到鐵軌旁都沒辦法了。

・關鍵二：「求助能力」低弱

另一位讓我擔心的是許先生，他可是當了十多年的里長，但失智的他也迷路了。還好就發生在住家附近，十多年里長經驗下來，和老鄰居們都熟，鄰居見他摸不著頭緒般，東繞西繞、迷迷糊糊地愈走愈往馬路中間去，驚覺狀況不太對，正好員警巡邏經過，於是在鄰居與員警的協助下，問出家中電話號碼，打電話請家人來接。趕去接人的是許先生的孫女，後來她難過地告訴我：「其實那天發生的地點離我家非常近，騎車五分鐘就到，我阿公當里長這麼多年，這都是他走過千百次的地方啊，但他就是怎麼走都在繞圈子，走不出迷宮也不懂得問路求助。」

說到這裡，大家應該愈來愈清楚失智失蹤的成因了吧？主因當然是失智症，但當進一步問：失智症導致患者哪些能力減損呢？大家多半會說是記憶力不佳，可是從上面幾個例子可以看出，並非單一因素導致這個結果。所以，**當我們談起失智失蹤現象**

時，要更加重分析定向感、求助能力等等。

從另一個角度來看，我們也可以說，失智患者即使在記憶力上有缺損，但只要還保有其他能力，那麼也能避免失智失蹤的危機。

例如患者孫奶奶的女兒就告訴我，前陣子奶奶自行出門無法找到回家的路，孫小姐其實一開始還不知道老人家迷路了，是突然有陌生來電，一接起來就聽見老人家招認自己迷路，所以請身旁的陌生人撥打家裡電話求助。

孫小姐慶幸老媽媽還願意向陌生人開口求助，也還記得家中電話號碼，趕忙問：「跟我說地址，我去接你。」不知道路名的孫奶奶請好心借她電話的路人告訴家屬當下位置，孫小姐飛快抵達，對伸出援手的善心人千謝萬謝後，才帶著至少能自己化解這場危機的失智老媽媽回家。

所以，我還是要再強調一次，雖說失智症導致記憶力不佳是事實，但我們也不要自此就把患者引起的每個問題都怪到記憶力不佳之上。世上很多事情往往都是多重因素

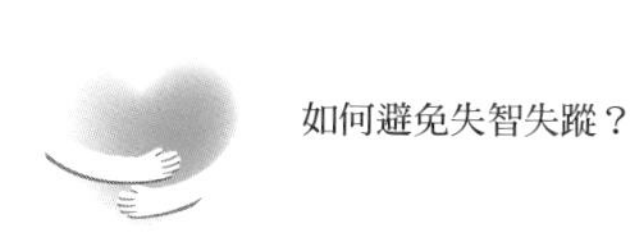

相互作用，加上長時間累積後才發生的，失智失蹤也是如此。

訓練「主動求助」的能力很重要

當我們看清了過程，就能倒過來想，做我們還能做的，例如定向感不佳看來是很難克服了，但主動求助的能力的確可以訓練一下。我們的社會說起來還是溫暖且樂於助人的，加上近年來在政府與民間力量的推動下，愈來愈多人聽過失智症這項疾病。那麼就讓身為照護者的我們盡量鼓勵患者要懂得開口求助：「不要怕不好意思啊，主動去找警察也可以，警察都會幫你的。」

我更想提醒的是，人類平均餘命的增加看來是無可避免的，所以現在年輕一代將來都有罹患失智症的可能。加上人性都是一旦養成後就難以更改，所以若要培養主動求助的習慣，當然是愈早開始愈好啊。我曾問過老人家們為什麼不向路人求助，他們多半靦腆地告訴我：「我只覺得自己搞不清楚，我想自己還可以再走走看。」

我也曾疑惑，為什麼他們明明無頭緒繞了很久，還會覺得可以靠自己處理就好，直到前幾天回家聽到孩子們的對話，我才有了些許理解。

從小培養開口求助的習慣

那天哥哥教弟弟寫作業，他義正詞嚴說：「這題不會，你就要努力想，要靠自己想出答案，自己把答案找出來才會是一件開心的事。」停了一下，他加重語氣：「不要不會就來問我，爸爸以前也是這樣教我的。」

那當下我突然懂了！原來失智失蹤跟我們的文化與教育方式有關，因為我們一代代傳承下去的概念都是「要努力自己解決問題」。這個觀念不是不好，說起來也是一種培養獨立精神的教養方式，但是不是在無意間，我們也同時傳遞了「不要開口亂問」及「求助就是承認自己不足」的觀念呢？

身為母親和失智症醫師，很期望我們的社會在養育下一代時，能幫助他們懂得將來的社會更需要與人合作，以及開口求助並不是示弱。這樣的心態愈早養成愈好，讓習慣成自然、根深柢固到晚年在失智症影響下依然保留著，或許到時靠著這個習慣救命都有可能。

為了避免失智失蹤，也為了打造更高齡友善的社會，我們一起努力吧！讓我們將助人的美德延續下去，也將開口求助視為難得的勇氣。若我們是失智長輩的家屬，我們可以從培養他們的求助能力開始，平時就多演練，若有一天真要派上用場，長輩也比較不慌亂。

而若我們還不是患者，也不是照顧者，我們也可以開始想想高齡社會勢不可免，所以我們可以從己身做起，而後推己及人，將開口詢問的習慣建立起來，不要怕丟臉或怕打擾旁人。相反地，正因為我們懂得不是凡事都只能靠自己，自己努力過了還是不行，那麼求助也是一種勇氣和智慧。

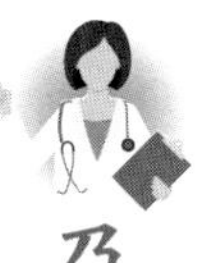

乃菁醫師與你一起探索

透過教育，預防未來的失智失蹤問題

小時候常聽長輩說：「路長在嘴上，有問，就有機會找到答案。」所以，爸媽會教小孩要勇敢問別人。但，這話說得容易，要成為一種習慣卻很不容易，因為我們也常常聽到「囡仔人有耳無喙」。於是，我們的教育方式就隨著大人的心情變化萬千。

如果我們成長的過程中，一路走來，每當遇到問題，爸媽師長都請我們努力自己想辦法解決問題，問也問不出答案，或甚至問問題就被罵，那我們可能很難養成有問題就問的習慣。然而，像問路這種事，確實是可以經過詢問而知道方向的，這跟思考一道數學題、練習邏輯力在本質上有些不同。有些事情可以問，有些事情則要練習想。或許，身為父母師長的我們，可以試著用「溫和堅定的態度」協助孩子自己去思考、一起探索，讓孩子們可以「不怕問」。

在失智這個疾病裡，影響患者最深的也許是童年或少年時期的某些記憶，因此，我們可以對我們的幼兒、兒童更多些包容與寬容，在他們成長的過程中，一步一步教會他們正確問問題與解決問題的方式。

輯二

行為篇——想跟他講道理，卻完全不管用

脫序行為的背後，是渴望被愛與尊重。

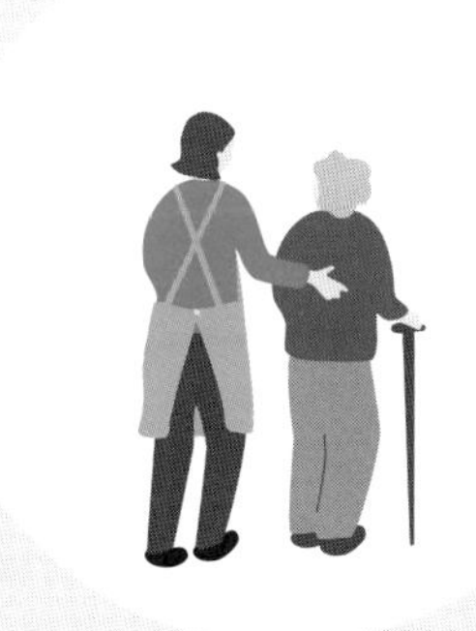

失智後的金錢焦慮：「我這麼老了，身上還沒錢，不是很悲哀嗎？」

——自由是不論老少都需要的生活動力

防疫期間，必須花更多時間陪孩子，於是我除了鼓勵他們多讀書外，自己也以身作則利用宅在家的時間多讀書，自日本翻譯而來的《誰都可以，就是想殺人——被逼入絕境的青少年心理》正是其中一本讀物。

初看書名，我以為內容以驚嚇恐怖為導向，仔細閱讀後，發現書中談論的是日本發生的青少年殺人事件，內容意外地平實。

從當媽的眼光來看，我深刻感受到書中談到的青少年犯案關鍵因素，是找不到自己

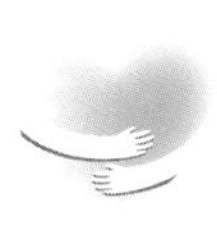

存在的意義。他們長期被父母、兄弟姊妹、同學和同事視而不見，甚至轉向網路虛擬空間尋找虛擬友情時也被忽視了，於是在經年累月不被看見、也找不到自己生命意義的狀況下，以殺人來做最後的爆發。

我特別注意到這些青少年殺人犯的普遍現象之一是，他們在成長過程中未能自主，大到選擇求學專業、小到每天吃什麼買什麼，主導權都抓在父母親手中，可說是父母親以愛為名把孩子保護得好好的。但就孩子的一方來看，他們如同被圈養般地長大，循此模式長大的他們，若表現不如父母或社會預期，面臨人際交流上的冷漠，馬上會造成他們極度的不適應。

其實這些看來無可救藥的孩子們也不是一開始就麻木不仁的，他們在成長過程中，也曾好幾度想用不同的方法來吸引身旁眾人的關心和注意。書中的描述讓我頗有感觸，因為這也正是我以醫師身分照顧高齡患者時，不時與家屬談起的重要議題。

我常告訴家屬：「**你家長輩是老了、生病了沒錯，但沒有人會毫無理由地就對照顧他的人生氣，他的每一次怒氣，反映的是他的想法、感受被忽視，受到委屈了。**」

在候診區情緒失控的伯伯

那天我在診間就遭遇到這樣的狀況。護理師緊張地跑進診間，請我務必讓張伯伯先進來看診，因為在外等候的他不知為何突然對陪同前來的家屬大吼大叫。幾乎情緒失控的他，引起等候區內的眾人騷動不安。

於是我趕忙安排讓張伯伯下一個看診，但踏入診間的他卻是意料之外的溫和樣子，沒有一絲火爆脾氣，還在門口特意先朝我揮手打招呼後才走進來。

我問候他：「張伯伯，你好嗎？」

張伯伯馬上說：「不好意思，我今天沒有帶錢，但我會付錢的，你可以先幫我處理嗎？」

我點頭：「當然沒有問題。但是伯伯，聽說你今天心情不好？」

他露出羞赧的神情對我說：「不好意思啊，我其實是故意的啦。剛剛聲音太大，讓大家都嚇一跳。」

我說：「可不可以跟我說，發生什麼事啦？」

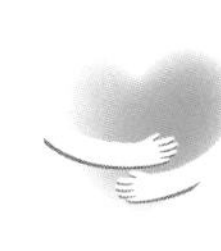

「我這麼老了，身上卻沒錢，不是很悲哀嗎？」

他說：「今天我女兒跟我一起來醫院，偷偷跟你說喔，我是故意要在這麼多人面前給她一個下馬威的，所以我就對她大吼了。」

我問：「伯伯啊，你那麼生氣，是受了什麼委屈嗎？」

張伯伯說：「我這輩子只會賺錢、沒什麼花錢，現在我這麼老了，身上卻一點錢都沒有，連看門診都要拜託你幫我先處理繳費的事情，這不是很悲哀嗎？」

他嘆口氣繼續說：「我覺得自己沒有對不起家人，我甚至給每個孩子一間房子，也出資幫他們結婚。現在我老了，每個月的錢只剩下一點勞保的錢進來，但我連影子都沒看到，錢就讓孩子們都拿走了。我一直忍耐著身上沒有錢這件事，但今天看診，覺得自己好悲哀，就忍不住大吼大叫，嚇壞大家了，真是很抱歉。」

我問：「您現在感覺好些了嗎？」

張伯伯沒回答，只顧著說：「請務必借我錢，我一定會拿來還的。」

我安慰他：「您放心吧，我們會處理好的。」

我請張伯伯先到診間外面等候，換他的女兒張小姐進來。張小姐頻頻為父親造成的騷動道歉，我請她不要介意，但希望她能說說家人與父親互動的狀況。

張小姐愁眉苦臉地說：「我爸爸有失智跡象，所以我們都想保護他。」

我問：「他有零用錢能買點自己想要的東西嗎？」

張小姐說：「他需要什麼，只要跟我們說，我們都會給他買。陳醫師，我爸有失智跡象，錢放他身上不安全啦！」

我深深嘆了一口氣：「其實啊，你爸頭腦算清楚，現在的他被你們控制得很痛苦啊。」

我請張小姐坐下來聽我說長輩們的故事。

即使病了，也仍有掌控金錢的欲望

首先是黃伯伯的故事，他是由失智據點轉來的巴金森氏症患者，希望我可以幫忙開立診斷書，好讓家屬去申請財產監護宣告。

病歷上顯示黃伯伯長期在我們醫院就醫，但對我來說，他是初次見面的患者。根據據點夥伴描述，他認知功能退化嚴重，已出現妄想和幻覺，平日總是情緒暴躁易怒。

我做好要面對棘手狀況的心理準備，但當黃伯伯與陪他前來的太太進入診間，我見到的是一位情緒平和且應答自如的老先生，於是我問黃太太為什麼想辦理監護宣告。

黃太太說：「方便我和兒子處理他的財產。」

我問黃伯伯：「您怎麼想？」

黃伯伯馬上回答：「我要自己管自己的錢。」

黃太太轉頭對他說：「你已經確診巴金森氏症十年了，生活都需要我協助和幫忙。」

接著，又轉回面對我，說：「他失能了，需要我協助。」

我看看黃伯伯的認知功能檢測結果，在滿分一百的測驗裡，他有九十分的表現，表示目前認知功能算是挺好的。

於是我對黃太太說：「巴金森氏症導致你先生肉體生病，但這不代表腦袋就無法判斷了。我相信一生賺來的金錢卻無法自己處理，對任何人來說都是痛苦的事情，請您體諒先生吧，畢竟是一家人啊。等未來真的走到那一步了，再去跟法院申請評估，好嗎？」

自己拿錢去買東西，就是不一樣

第二個故事的主角，是我長年熟悉的患者李爺爺，他總是客氣有禮，笑容滿面。那天李爺爺是在感情融洽的鄰居陪同下來就醫的。鄰居描述李爺爺的日常狀況，特別叮嚀我：「陳醫師啊，拜託你想辦法讓他記憶力好一點，不然他花了錢都不承認。他記憶力很差，但又堅持自己管錢。他會領十萬現金，花到剩六萬，轉頭就罵他太太說怎麼亂花錢。幸好，他每次花多少錢，大家都有請他簽名記錄，否則他太太就太委屈了。」

一旁聽著的李爺爺笑著插嘴：「哪有這回事。」

我問他：「您忘了自己花錢了啊？」

他說：「我也不是故意的啦，我是有看到自己的簽名紀錄，可是還是會有點懷疑呢。」

我半開玩笑地建議：「那麼您把錢給太太管好嗎？您需要什麼就叫她幫你買，如此一來就不會因為錢吵架啦。」

李爺爺搖搖頭：「我知道我記憶力不好。可是，自己拿錢去買東西的感覺，就是不一樣。」

我故作輕鬆：「不都是買東西嗎？把錢交給太太，您要什麼就像皇帝一樣，開口吩咐、東西就到手邊了。」

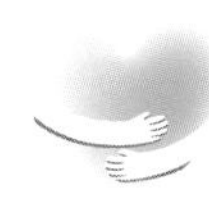

李爺爺堅持說：「我就是覺得不一樣。我喜歡自己買，就算買一包餅乾，也喜歡自己買。」

講完這兩個故事，我停下來看看張伯伯的女兒，她若有所思，安靜了一陣子後對我點點頭，說她理解我想要傳達的意思了。

那天我看著這對父女轉身離開的背影，心中當然希望未來張伯伯不會再於候診區出現暴怒的場面，但更期盼的是我們社會上的照顧者們都能理解：**照顧不是以愛為名的牢籠**。

只要是人，不論年紀與健康狀況，都有對自由生活的盼望，即便是家中櫥櫃已有滿滿的零食，但大家三不五時還是會想到街角商店或小攤子上晃晃、隨手買點小東西。

愛不是圈養，長期照顧也需要自由，所以讓我們記得相互尊重吧，莫讓愛變質，反倒阻塞了彼此心意的傳達。

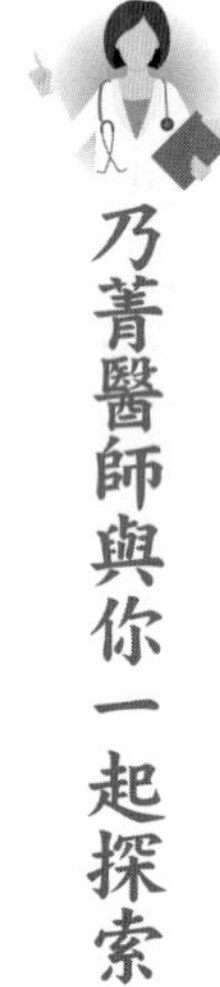

乃菁醫師與你一起探索

小自由帶來的快樂

無論是失智症長輩或是年幼的孩子，大家都需要一點小自由，而不是完全被照顧到衣食無虞、無法做任何決定。飯來張口、茶來伸手，甚至連洗澡後要穿什麼衣服都有人替你決定、準備好的生活，應該不是每個人都喜歡或都能適應的。

失智症是一個連續性的過程，剛得到失智症的時候，也許有一點健忘，但是整體來說都還算正常，況且也不是每件事都忘記。更何況在這持續的過程中，在沒被家人限制之前，長輩們一直以來身上總是有點錢，可以去菜市場逛逛，去超商買點小酒，甚至去神祕的地方買喜歡的東西（比如仙丹妙藥）。

在他還沒有完全失智到喪失自主意識及自我想法的時候，我們應該試著跟他討論，他有哪些事情是希望自主的、哪些事情是希望被幫忙的，又有哪些事情是不希望被管理的等等。也許這樣，我們跟長輩的互動可以更美好。

當然，有時候可能會重複購買，但我們也可以默默守候在身後，不干涉他們的選擇與自由購買的快樂。我們還可以跟他愛買、愛出沒的店家有個默契，固定去付錢或退換貨，來換取父母不被管轄的自由。

「媽媽一天到晚懷疑看護偷東西……」
——失智帶來的錯亂與妄想，順勢而為好過硬性糾正

養兒育女過程中發生許多事情讓我好氣又好笑，不時還會聯想起自己職場上照顧的患者與家屬。

最近五歲的小女兒會在睡前要求：「媽媽，當我睡著了，請保護我的屁股，不然我的屁股會被吃掉。」隔天早上醒來，若發現我不在床邊，她就會焦慮地問：「媽媽，你有沒有好好保護我啊？」

我對這樣的童言童語毫不上心，隨口敷衍：「我有用盡心力保護你的屁股啦。」轉

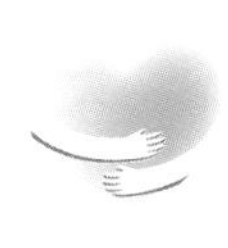

頭就去忙了，一陣後我再進去女兒房間，見她不只沒起床，還用棉被把自己裹得緊緊的：「媽媽，你來啦，你要保護我的屁股喔！」

這樣的行為竟然持續了一週之久，我終於體會到她對這件事有多焦慮，於是開始認真問她緣由。

小女兒說：「媽媽，你還記得好久以前，我們去阿嬤家吃飯時看的《獅子王》嗎？那個獅子被抓住了屁股啊！」

我問：「你看卡通是很久以前的事了，怎麼最近才想到要保護屁股？」

小女兒說：「我也不知道，但我就是覺得我的屁股很危險。我要保護好，不然會被吃掉。」

女兒仔細說出她心中的想像：「獅子很奇怪呢，牠不用打開門就可以偷偷跑進來我們家，而且都在晚上，牠也不咬大人，只會咬像我這樣的小孩的屁股！你看，我把床邊的縫隙都用棉被塞住了，就是怕獅子來找我。」

小孩的想像力和打心底冒出的恐懼，需要我花時間慢慢解決，但沒多久，這樣的經驗也被我運用到職場上。

「醫師，請治療我媽媽的妄想！」

那天，陪同李媽媽來就診的小李這樣說：「陳醫師，我覺得我媽媽需要藥物來治療她的妄想。」

小李解釋：「媽媽很討厭外籍看護，因為她覺得這個看護剛來台灣，怎麼可能有那麼多衣服呢？她覺得我家的外籍看護一定是偷我姊的衣服來穿，所以對她都沒有好臉色。」

他嘆氣：「我告訴媽媽，這個外籍看護不是剛下飛機，她之前已經在台灣工作了一年多，是因為換雇主才來到我家照顧她，所以有許多衣服是很正常的。但我媽媽就是想不通，即使我告訴她姊姊早在四十年前就嫁出去了，家中已經沒有姊姊的房間，更沒有她的衣服，看護要偷也沒得偷啊。」

李媽媽就是深信自己的看法，所以當家人都說她錯時，她更會覺得家人都在為這位外籍移工說話。於是我問小李：「你媽媽最近情緒不好，很容易生氣吧？」

小李點點頭。

我說：「**沒有人喜歡被指責，她更不覺得自己做錯了什麼事。你想想，媽媽養你們這麼多年，結果來了一個外人，帶著許多漂亮的衣服，她一來，家人就變得不相信她**

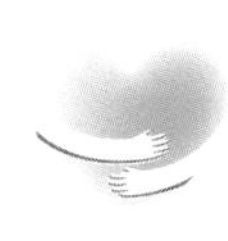

說的話，她自然會情緒不佳又胡思亂想。」

小李先生說：「但我媽真的想錯了啊。」

好的安撫，比邏輯、道理更有用

我把女兒幻想的情節拿出來分享：「每個人都是真心真意相信自己所以為的世界喔。我女兒覺得妖怪會來咬她的屁股，如果我說沒有這回事，她就會擔心到睡不著。只要我換個角度保證會保護好她，女兒就可以安心去睡了。」

我的意思很清楚：**我們應該順勢而為來想辦法安撫李媽媽的心情。**首先，既然老人家真的介意外籍看護擁有太多美麗的衣服，那麼兒女可以找理由把衣服給看護，可能藉口是姊姊穿不下的舊衣服，或者疼惜她剛來、沒替換的衣服等等理由都可以試試看，就是不要一口氣就指責長輩犯錯了。

再來，長輩和看護兩方都要安撫，所以可以找機會買衣服送媽媽，讓她感覺到自己是被疼愛、被重視的，也避免「為什麼她有但我沒有」的微妙心理。當然，別忘了看護的心理也需要被顧及，所以我們要讓她知道長輩罹患失智症，病症影響才讓她產生誤解，她不是故意要找麻煩。人前人後，我們都要讓外籍移工理解到家庭成員對她的支持，也希望她能因此在照顧長輩上更加用心。

我對小李解釋：「失智症患者腦中有個自己認定的世界，加上很多時候老人和孩子沒有多大不同，例如孩子們的世界中有小仙女、小神仙和魔鬼，失智長輩的世界也是這樣的。所以，他們有自己認定的世界運轉邏輯，可能沒有邏輯性或任何道理，但那就是他們所相信的，如果旁人只是一直說他們想錯了，只會讓他們感覺上更混淆、感情上也受傷。」

是媽媽的兒子，也是媽媽口中的「爸爸」

我把另一位黃奶奶的例子拿出來說。

黃奶奶每回來看診，我總先從問年齡開始。黃奶奶笑著回答我：「唉唷，老了，八十多囉！」

我問：「那麼現在應該已經結婚了，早已兒孫滿堂了吧！」

黃奶奶立刻搖頭：「唉唷，我還年輕，沒有結婚生小孩啦！」

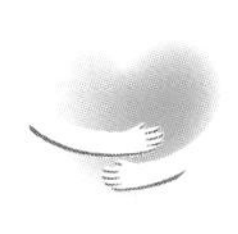

於是我指著陪同母親來就醫的小黃先生說：「那麼這位先生是誰啊？」

黃奶奶說：「是我的爸爸，我爸爸每次都會陪我來看病。」

有天剛好孫子也來了，於是我又指著孫子問她：「那麼這位是誰呢？」

黃奶奶回答：「他是我哥哥。我很幸福，很多人陪我呢！」

小黃先生邊聽邊搖頭，苦笑著對我說：「至少我媽認定我們是一家人。現在我也能接受她自動幫家人重新設定身分的行為了。隨著她認知功能的退化，我的身分一變再變，先是兒子，再來是兄弟，最近開始變成爸爸了。幸好，我們每天都生活在一起，我知道她話中的意思，不然她說要找『爸爸』，大家會搞不懂她到底要找誰呢。」

我問小黃先生心情上調適得如何，他說：「只要順著媽媽的思維來應對，一家人也能和樂。現在我用爸爸的身分要求她去日照中心上課和運動，我媽就會乖乖聽話。我常想，比起許多失智患者退化到家人都忘了、認定是陌生人的狀態，我家現在這樣已經很幸福了。」

一連聽了我家小女兒和小黃先生的故事後，小李心情好多了，答應要回家順著我的建議做做看。更重要的是，他理解到：每個人在這個世界上生活著，總會順著生活情境產生變化，並因此採用不同的應對方法，所以對事情的看法，人人不同，每個人都會用自己的方式賦予事物一個自覺合理的解釋。

失智患者更是如此。**即使他們的思考方式是不合邏輯的，也不建議硬碰硬來糾正，因為那的確是他真心認定的世界運作方式，所以照顧者們最好的方式就是保持彈性、順著他的思路走，努力找出讓患者覺得合理、又能讓互動進展順利的方式。**

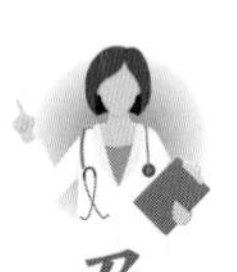

乃菁醫師與你一起探索

運用「角色扮演」的思維，理解失智的長輩

新世代的孩子們有一種新樂趣叫做cosplay，他們會選擇一個喜歡的角色，也許是平常想成為的人，但是日常不敢這樣表現，在化妝、戴上假髮、穿上衣服之後，突然間就可

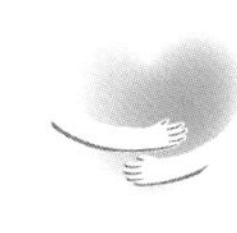

以放開心胸的去做這樣的人。因為跟原本的自己不一樣，於是可以安心、任性地做隱藏版自己，似乎也是一種紓壓的方式。有這個角色扮演的遊戲，如果我們的孩子願意記錄下來，也許他以後失智時，他的孩子還有另一個了解父母親的管道。

有時候，照護失智症奶奶的家屬會這樣說：「這個媽媽，跟我記憶中的媽媽有很大的落差。她以前不是這樣的講話方式和個性的，好像有點解放的感覺。」有時我會這樣說：「每個老母親，一直在孩子面前就是媽媽的樣子。但是，她可以是可愛的孩子、任性的少女、堅強的媽媽。退化之後，她最喜歡也最愛的生命本質就是任性的少女，所以以這樣的方式表現。你可以接受嗎？她以前當媽媽的狀態，也是一種角色扮演啊。」

這時候，家屬常常會說：「您這樣說，我突然理解了。這就是我沒看過的媽媽。是千面女郎之中，媽媽內心深處最接近自己的她。讓她做喜歡的自己吧。」

多了理解之後，就能試著跟這個原型的父母相處了。

失智後，像恐怖情人一樣爭風吃醋的長輩

——想被愛是人性，對兒女、老伴都有渴愛的焦慮

長年看失智門診，我早習慣了家屬會背著患者偷溜進來說話。那天，李小姐想跟我私下談幾句，我看剛好有個空檔，於是請她進來坐著說。

李小姐帶著滿滿的困惑問我：「我媽媽怎麼這麼渴望被愛啊？她每天都緊迫盯人地觀察和比較我的各種行為，目的只是想確認我最愛的人是她，不是爸爸。」

她舉例說明：「媽媽會比較我回家後是先跟她打招呼，還是先跟爸爸說話。每天我都會跟爸爸聊天，媽媽就會計較一天中我和誰講話的時間比較久。只要我買點吃的回

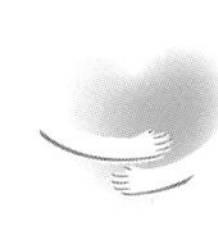

家，她會想，這些是爸爸愛吃的，還是她愛吃的。如果是爸爸喜歡吃的，她就會覺得我不愛她……」最後，她深深嘆了口氣：「媽媽從失智初期又再退化後，就變成黏乎乎的媽媽，我受不了啊。」

我問李小姐：「小時候，你媽對你好嗎？在家裡，你媽最疼哪個孩子啊？」

她說：「我是老么，老實說，媽媽最疼我了。小時候，爸爸還會吃醋說我是媽媽的前世情人，不是爸爸的。」

我說：「所以囉，你媽媽愛你，才特別計較東計較西的。她只是愛你。」

李小姐說：「可是我感覺到的不是愛，是『計較』。她一直要我把她當成生命中最重要的人，可是我是爸媽的女兒，我也要關心爸爸啊。」

渴望被愛，是人的本性

我只好把家中孩子的故事拿出來分享。

事情是這樣的，有一陣子我的兒子們愛上喝咖啡，偶爾偷喝一點咖啡是樂趣，但過多的咖啡因確實會對孩子腦部發育帶來不良影響，所以我會管控他們喝咖啡的量。有一回，兩個兒子們合資買了一杯咖啡冰在冰箱，要喝時決定兩人平分，我馬上插嘴：「不能用一人半杯的方式來分，要依照年齡及身高的比例來分。」

小兒子馬上覺得自己吃虧，大喊不公平，即使我勸說喝太多對成長不利也沒用，小兒子氣呼呼地指控我偏心。於是我把咖啡分成兩杯，再把其中的一個半杯再倒一點到另一個杯子裡：「那麼我跟你一起喝半杯，好嗎？」

小兒子說：「媽媽你想喝啊？」

我說：「沒有特別想，但我跟你一起喝半杯，那麼你少掉的咖啡並沒有被哥哥喝掉，你就不會覺得吃虧囉。」

我再次強調：「我只是怕對你的身體健康有影響。」因為我心平氣和地解釋，並且做到「分一半」，小兒子情緒也平緩了。

我想要傳達的是，**每個人本性其實都希望自己能被其他人偏愛，次要的選擇才是希望公平**。而今李小姐的母親因為病症出現退化，導致受到的教育和社會化能力都減弱了，過去她還能勉強自己接受公平的對待，如今眼前的她回到最自然的人性，也就希望能當女兒眼中最重視和愛護的那個人。

除此之外，每個人也有其私心偏重的人際關係，以李媽媽來說，她和李伯伯間是愛

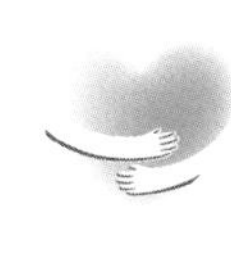

情，和女兒間是親情，可是這位母親長年來特別偏愛小女兒，現在失智了，當然很自然地會期望小女兒和她的親密關係是緊密的。

老夫老妻也有渴愛的焦慮

這些行為背後的思考說起來不複雜，回應起來也不難，我們可以透過互動來傳遞對彼此的愛。

例如我的患者張奶奶因病而常忘東忘西，好幾回讓中風後臥床的老伴張爺爺沒飯吃，於是家屬聘請外籍看護來照顧張爺爺，卻引爆了張奶奶的憤怒，每天對著臥床的張爺爺生氣，不停對家人說張爺爺愛上看護，背後原因可能只是因為見到看護幫爺爺洗澡和換尿布。

另一位聘請外籍看護的是黃爺爺，他長期洗腎，加上跌倒導致腦受傷引起行動不便。看護年輕又美麗，每天跟著黃爺爺就醫洗腎、協助處理黃奶奶家裡的清潔與煮飯，但黃奶奶從未曾真正放手，她總是和以前一樣忙東忙西。

兒女們請黃奶奶休息一下，老媽媽這樣回答：「那個看護很美又年輕，你爸從年輕就愛這種型的女生，我怕他們會相愛。」

難怪黃奶奶每天挑剔外籍看護做不好，直到黃爺爺明白表示：「天下只有自己太太最好！」黃奶奶終於臉色好看一點，往後經過一年多的觀察，黃奶奶確認沒問題才終於放心。

如何安撫想被愛的失智長輩？

不只老奶奶會擔心，其實老爺爺也會。失智的曾爺爺從年輕到老都是宅男，不愛出家門。他很顧家，每天都會在家等孩子們下課，找他們聊聊天、問問他們學校發生的事情。孩子們出社會後，曾爺爺依舊等他們下班；孩子結婚另組新的家庭後，他還是守在家裡，總擔心有人會用闖入家裡偷東西等方法破壞他辛苦建立的家。

但老伴曾奶奶從年輕就不愛待在家，活潑的她喜歡在外面和朋友一起做生意、爬山、上課和旅遊。兩人年輕時，這樣的相處模式可行，曾爺爺未曾抱怨，可是現在年老了，也許是心中的顧慮，也許是腦部自我抑制功能退化，曾爺爺開始冷言冷語：「我太太外遇，每天都跟外面的男人在一起。」情緒上來還對老伴動手，導致曾奶奶

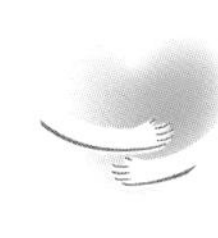

更不敢回家。

曾奶奶很委屈：「老實說，我沒有外遇。我後來都躲在女兒家裡，因為回家太可怕了，他思緒混亂，動不動就覺得我不在家，我很害怕。」

我問她：「曾爺爺是個好爸爸嗎？他顧家嗎？」

曾奶奶點頭。

我再問：「他年輕時對你好嗎？」

她說：「說起來，在那個保守的年代，他給我錢也給我自由，沒話說，他是對我很好的。」

我說：「那這樣吧，你們一起搬到兒女家中去住，或是找個兒女陪你回家跟他一起住一段時間。總之，就是要讓他感覺到你在家，而不是一直閃躲他喔。」

後來，曾奶奶和兒女們用這種方法慢慢改善了與曾爺爺的相處模式。

我想，老人和小孩就和社會上每個人一樣，大家都有被愛的渴望和追求，這本來就是正常的人性，只是每個人對於愛的定義大不相同。所以，當我們面對愛的表達相關問題時，其實不要感覺意外或棘手，應該要回顧生命過程，耐心尋找讓長輩們真心感受到被愛的方式啊。

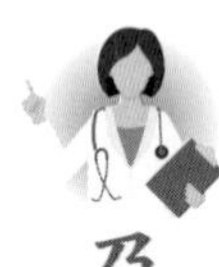

乃菁醫師與你一起探索

讓對方感受到愛的方式

愛的議題是不分年齡的，包括老親子、小親子、夫妻、情人統統都適用。任何一種關係裡，都要讓對方感受到「被愛」、「被理解」、「被支持」，而不是恣意地認為「我的方式是對的，要用我的方式來愛他」。即使花再多的時間、金錢，如果對方感受不到愛，只有痛苦的感覺，那就絕對不是正確的愛的表現方式。

為了避免付出愛的人有傷心的感覺，我們應該要避免「錯誤的愛的表現」，畢竟家人之間「不是不愛」，只是表達方式錯誤造成雙方的傷害。

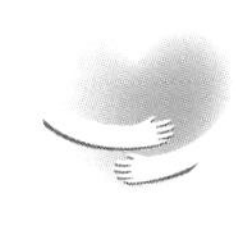

我們有時候也會覺得孝順「父母」就是一種整體的表現，可是有時候「父」、「母」可能會有覺得孩子不公平、總是對哪一方比較好的狀況。假如我們是真的公平對待，那麼我們就要花時間好好讓父母理解我們的用心，而不能總是逕自傷心地想：「我很公平啊，要誤解我也隨便你了。」

但是，上述不包括特殊的「武則天」、「始皇帝」這種唯我獨尊的父母。我也遇過孩子們聲淚俱下，再怎樣都滿足不了父母，自己一身疲憊的案例。在某些時候，已經過度付出而身心疲憊的子女，無須因此而讓自己困住。

失智長輩總是吵著「找媽媽」

——父母是「愛與安全感」的象徵

主持失智共照中心期間，我和夥伴們的日常任務之一，就是要進入社區講講照顧方式，我因此有幸可以聽見年輕一輩的個案管理師們有哪些新的照顧方法或感受。例如有一回，忘了夥伴的演講主題是什麼，唯一記得的是她說的話：「如果再來一次，我會一直抱你、抱你抱你……」

照顧路上，真是千言萬語不如一個擁抱啊！

擁抱的魔力不是只有針對年長者，對小孩來說亦如此，我那五歲的小女兒就是每天

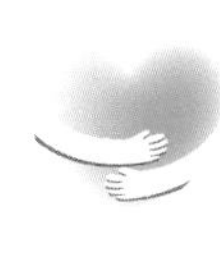

要抱抱的擁抱魔人：早起要抱一下，回家要抱一下，吵架後更要抱抱。

她會這樣問：「你到底愛不愛我？你到底要不要和好？」

我點頭如搗蒜：「愛，當然愛！」

她馬上說：「那還不快跟我抱抱和好？」

於是我們母女倆不管吵到哪裡，立刻大力互相擁抱，如無尾熊一般趴在我身上的小女孩會嘟嘟嘴喃喃：「媽媽，我愛你。請你原諒我，我要跟你和好。」

身為女兒，年紀又小，撒嬌起來很自然，至於她上面的哥哥們就難為情了一點。畢竟他們年紀大多了，已經脫離動不動就說愛的階段，但這不代表他們不想要擁抱喔。

假日的早晨，不用上課的孩子們會睡眼惺忪地從自己房間走出來找我，見我還賴在床上，紛紛跳上床，本來寬闊的雙人床立刻讓我和孩子們擠得滿滿的，大家手腳折來彎去地找位置，卻誰也沒說要離開。

我很珍惜這般說愛和擁抱的時刻，我明白眼前看似不經意的膩在一起的時光，將會是延續一輩子的親子關係的基礎，好幾年後孩子們回憶起來，會懂得父母傳遞給孩子們的愛。

為什麼失智長輩一天到晚想找媽媽？

幫助我理解親子關係的，說起來也多虧了和我長年相伴的失智患者和家屬們。我就聽過患者的兒女們說起自己的老父親或老母親，雖已臥床近十年，當患者的記憶退化到童年時期，躺在床上的他們還是會喊：

「媽媽，我想你。」

「媽媽，你要回家沒有？」

「媽媽，我痛。」

「媽媽，我肚子餓。」

「媽媽，我想出去。」……

家屬困惑：「明明是跟我一起生活，我已經照顧他那麼多年，怎麼開口閉口都是他的媽媽呢？」

我說：「失智症已經讓他退化到無法再增加新的記憶，於是存在腦海中的只有舊的既存記憶。**和媽媽相處的時光應該就是他深藏腦海中，最初也最有安全感的記憶吧。**」

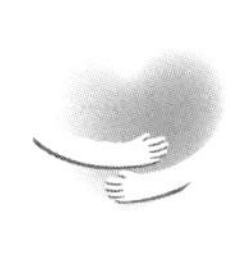

父母是「愛與安全感」的象徵

我曾好奇，問家屬是不是能趁和患者互動時問問為什麼總是呼喊媽媽，家屬多半搖頭，說已經連日常對話都很困難。於是我引導家屬朝這個方向想：

你覺得一個人找媽媽是什麼樣的感覺呢？幸福？需要安全感？還有什麼可能呢？

家屬想了想後說：「有時候喊媽媽是因為感覺痛苦、需要被慰藉與安撫。有時候，是有需求或是感覺孤單，希望找媽媽來獲得需求的滿足或者有媽媽陪伴。」

我說：「很合理。那麼你回想一下，老人家總有快樂的時候，那時候他曾喊過要找媽媽？」

家屬搖頭：「沒有，好幾次他笑的時候，也會發出聲音，但是沒有呼天搶地喊著要找媽媽呢。」

我和家屬相視而笑，大家都懂了：**不論幾歲，喊要找爸媽這件事都是一種感情的慰藉。**當然，前提是童年時期就能從父母身上獲得足夠的關愛與支持，讓腦海中根深柢固地記得「爸媽永遠愛我」，於是往後的人生感受到痛苦時，大家會第一時間想回到爸媽身旁，當一個被愛護的孩子。

這是人的本能，不論多大年紀、是不是罹患了失智症，只要年幼時有了親情的溫暖，就能延續一輩子。

「我知道家人關心我，但我還是會忍不住想媽媽啊！」

例如我的患者劉先生，高齡九十四歲又罹患失智症，值得慶幸的是目前他在與人的溝通上還沒出現大問題，基本日常對話是可以的。回診那天，劉先生的兒子帶點憂慮的神情對我說：「我爸爸總是在想他的母親。」

我轉頭問劉先生：「您媽媽還在嗎？」

他覺得我問得莫名其妙：「我母親已經往生很久了。」

我說：「那麼您為什麼會一直說起您的母親呢？」

劉先生帶著惆悵的表情這樣回答：「我也不知道為什麼。活到這個年紀，我母親離開人世好久了，可是我還是會三不五時地想念她，她真的是一個很棒的母親，她支持我做的每件事情，從來沒有罵過我，一直愛著我。」

他嘆口氣：「**現在我有家人照顧我，我知道他們是關心我，可是一關心起來就是會限制我做這個做那個的。我會盡量配合他們，可是我還是忍不住會想我媽媽啊。**」

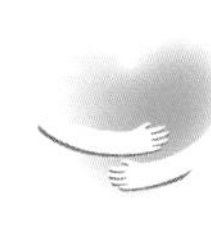

我先看家屬一眼，發現他憂慮的表情和緩了一點，想來是理解了老父親單純是思念母親，並不是病情惡化。接著我對劉先生說：「我懂得您的思念呢。可是啊，我覺得您兒子很孝順，您看看，今天您兒子就陪您來回診，所以過去有媽媽愛護您，現在您也很幸福喔，有好兒子用他所有的力量愛護您呢。」

即使記憶混亂，也不必急著導正回來

張奶奶也是位每天都想找媽媽的患者，她的女兒張小姐趁回診時向我求助。我想了想後，這樣對張奶奶說：「您母親是很努力賺錢的人吧？」

張奶奶點頭：「沒錯啊，醫師，你怎麼會知道？」

我笑著說：「當然知道，她在我家工作時超認真。」

張奶奶說：「原來在您家啊。我媽媽健康嗎？工作會不會太累呢？」

我說：「不會喔！我們對她很好呢。因為我家裡小孩多啦，需要保母幫忙，您母親煮飯好吃，工作又認真，請讓她這段期間來幫助我好嗎？」

張奶奶帶著驕傲的神情說：「我母親煮飯真好吃，她是全世界最棒的母親，總是努力工作養著我們。我好想她，也很愛她，麻煩你要好好照顧她。」

我請張奶奶放心，當然張奶奶的記憶力沒那麼好，等她回到家，還是會向女兒要求要找媽媽，但過去被問到快崩潰的女兒這下可以有新的答案了。張小姐改說：「她現在去乃菁醫師家工作啦。」張奶奶就接受了。

我很慶幸和家屬間的信賴關係可以平撫張奶奶想找媽媽的焦慮，但這招不是對誰都有用，畢竟失智症患者確實會因病情進展而產生記憶力混亂。**我想提醒家屬的是，患者的記憶力混亂，倒也不是每次都要急著將其導正回來。**

例如喊著要找媽媽這件事，只要我們理解這是人之常情，也是表達自己不舒服感受的方式之一，那我們就可以因勢利導，找出一個能對應患者焦慮的方式來解套。

照顧的方式百百種，沒有一種叫做標準答案，所以當我們面對患者的記憶混亂，請先不要急著定義是非對錯。

其實很多時候誰是誰非根本不重要，比起講道理，更重要的應該是讓照顧者和被照

顧者雙方都能安心、舒服，這樣就可以了。

換個角度想，當失智長輩喊著要找爸媽，若我們真要一次次告訴他們爸媽早已經去世，讓他們一次次驚覺自己已喪父喪母多年，這也太傷心了。

或許我們該做的是為長輩們慶幸，畢竟他們到了晚年還能呼喊父母之名，想必童年時期曾受過父母親溫暖的照顧，支持著他們走過漫長人生中一個又一個難關。跌倒時有人扶起，哭泣時有人撫慰，無論如何總有人愛著，這應該是每個人都希望能享有的福氣，而這就是父母對子女的無條件的愛。

乃菁醫師與你一起探索

想念媽媽／害怕壞人的背後原因

對於不存在的人有一些思念或是害怕的狀況，在失智症的某一個時期也常常會遇到，這時候我們能怎樣做呢？

・想念媽媽

觀察她是在哪些時間點會特別想念這個人，還是時時刻刻都想念。如果是某個時間點，也許是受到委屈，也許是天黑，也許是身體不舒服等等，那麼只要解除這些狀況，也許她就不會再一直喊著要找媽媽。如果是時時刻刻都想念，也許是她生活有點無聊，所以只好一直想念媽媽，可以試著找些事情讓她做或是互動，看看會不會有改變。

・害怕壞人

觀察那個讓她恐懼的人在怎樣的情境會出現，比如有人是看到鏡子、光影或某個奇怪的角落。如果嚴重影響到生活，可以考慮尋求醫師協助，使用特殊藥物來緩解這個影響生活太多的幻影。

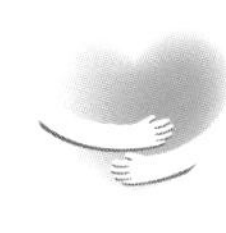

失智後，出現暴力行為

——問題行為的背後，往往是恐懼

每個人都會害怕，也都會有各自面對恐懼的方法，有時候是大哭著閃躲，也可能是呆若木雞愣在當場；更可能是惱羞成怒下乾脆反彈，用大吵大鬧來幫自己壯膽。

睡到一半起來咬人的奶奶

我的患者王奶奶就是長期以來心中有所恐懼的老人家，奶奶深愛牽手王爺爺，來看診時總會說她怕自己老了、老伴不愛她了，所以她每天寸步不離王爺爺，甚至半夜睡醒時也忍不住咬一口身邊人，為的是確定王爺爺依舊和她同睡一張床上。我驚奇地看看陪同前來的王爺爺，老人家一臉無可奈何地告訴我，第一回被咬時可真是把他給嚇壞了。

我想起大學時期有回和解剖學老師聊天，他描述曾經夢見解剖學教室內的大體老師咬了他一口，他剛被咬到時很驚嚇，但是他看到大體老師咬完後還對他微笑，那一瞬間，他一點都不害怕了，因為夢中的他感覺到大體老師這一口是在表達親暱。大體老師是想跟他玩啊，真是淘氣又可愛呢。

這樣想來，王奶奶咬老伴一口的舉動也相差不遠，出發點都是基於愛和喜歡，就看被咬的王爺爺能不能接受了。還好王爺爺想得通：「一開始我以為她咬我是要傷害我，認為我是對她不好的人，後來我才理解她只是想要確認我依然是她的老伴，是愛也好，說占有欲也好，總之我明白她生病了。再說，也沒把我的肉咬下來啊，那就沒什麼好計較了。」

我為王爺爺拍拍手，也慶幸王奶奶是幸福的老人家，能有這樣開明的老伴真不容易呢。

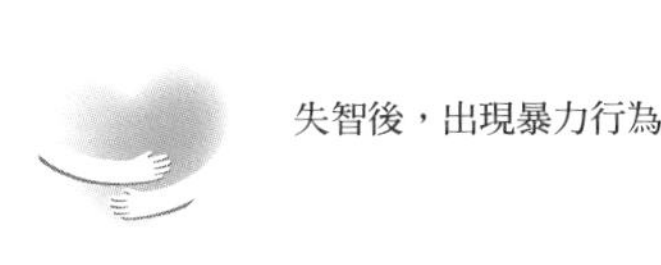

最重要的是，看見行為背後的原因

與此相反的狀況是，許多家屬只看見咬人這個舉動，馬上誤以為是攻擊性的問題行為，看不見表象下掩藏的是害怕、不安和恐懼失去等情緒。我可以想見若家屬心生誤解，會急著指責奶奶怎麼可以亂咬人，接著就讓兩位老人家分房睡，殊不知這樣的安排會加強奶奶心中的恐懼，進而產生更多問題行為。家屬愈發恐懼就會請醫師加重藥量，很可能因此加速奶奶病程的進展，對患者和家屬來說都不是好事啊。

還好王家不是如此，**王爺爺的理解和包容讓家人不責備奶奶，反倒拿出更多時間來陪伴奶奶，這讓她體認到自己是被大家所愛著的，也讓爺爺有喘息的時間**。多日觀察，奶奶咬過幾次後也就自動停止了。

說起來，誰沒有恐懼的時刻呢？我的兒時玩伴坦白說她小時就怕丟臉，於是老愛用生氣來應對害怕的情緒：「我常跌倒，眾目睽睽下總是丟臉，我會直覺性地立刻破口大罵盯著我看的路人，大罵一場後再馬上躲到大家都看不見的地方，等心情平復一點後再現身。」的確，惱羞成怒或說虛張聲勢也是面對恐懼的方式呢。

有次，兩個孩子在午睡時，我突然被兒子的大喝一聲嚇了一跳。回頭一看，原來是兒子偷偷睡在女兒身邊，女兒一覺醒來，看到哥哥躺在她旁邊，主動去摸摸哥哥的臉。哥哥邊喊邊揮手：「哪個王八蛋亂摸我！」女兒驚嚇地看著我。於是我說：「妹妹看著帥哥哥，就想摸摸你的帥臉啊。」

一時之間，氣氛緩和許多，兒子說：「是喜歡我的妹妹啊，不是搗蛋鬼啊！」翻過身去，抱著妹妹又一起睡覺了。

後來我因為學醫，開始理解人類面對恐懼有兩種自我保護機制：正面迎戰（吵架、罵人或是咬人、打人），或者轉身逃走。開始執業後，這兩個選項總在我觀察患者和家屬面對疾病的反應時悄悄浮上心頭，因而我更加理解眼下呈現出來的表現行為，不見得是真正的樣子，很多時候要多問「為什麼」來找出真正的原因。

因不安找不到出口而轉化成暴力行為

舉我的患者吳太太來說吧。

吳先生是主要照顧者，夫妻倆感情很好，平時在外，不論出門散步或與親友聚餐都舉動自若，許多人會說不特別提醒還真感覺不出吳太太是失智症患者。但吳先生可是比誰都忘不了這個事實的，因為每天返家後，吳先生總覺得太太會變身成一場噩夢。

吳太太常把家中大大小小的刀子，不論是水果刀或剪刀都拿出來，她從未真正傷害

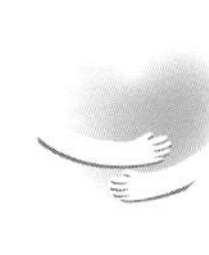

過誰，但這些利器像武器般插在桌面或水果上，加上吳太太的情緒控管問題，都讓吳先生心生恐懼：「一年多來，我遭受太太的言語暴力和肢體暴力，時常被推打，雖然沒有明顯的外傷，但是她好多次拿起刀子朝我揮舞、用力把刀子插在桌上。至於爬上陽台說要自殺、吵著要跟我離婚、要去跳愛河，應該不下百次了。我跟她溝通很久，她還是拒絕就醫也不認為自己有病，於是她也不吃藥。發病至今快五年，總說她比我懂這個病，可是這一年來惡化了，個性變得更古怪，種種暴力行為讓我更加恐懼。」

多方嘗試未果後，大家靠著強制就醫的手段讓吳太太到醫院來，與醫療團隊面對面。改善狀況後，全家經過討論，決定最適合的方式是轉到安養機構接受照顧。

我常想起，吳太太在病情惡化的這一年來，她心中應該也有很多的不安吧，種種情緒找不到出口，又因為病情的影響，讓她無法正確表達，於是以最激烈、大家也最害怕的動手又動刀方式來呈現。

因緊張、焦慮而頻繁跑廁所的阿姨

另一名受害怕影響的患者是蔡阿姨，她住院是為了治療肺炎，但都治好後，她還是頻繁地想上廁所，幾乎每一到三分鐘就要求去一次廁所，在床邊照顧的家人就必須不斷起身扶著她上上下下，苦不堪言。

快崩潰的家屬請我一定要想辦法解決老人家尿個不停的問題，但我請婦產科醫師和泌尿科醫師會診，卻都找不到問題所在，醫師們保證蔡阿姨的身體沒問題。

無奈的我只好勸家屬：「也許蔡阿姨的頻尿是緊張、焦慮或純粹沒事做才引發的，你們要不要先出院，回家觀察看看？」兒女們半信半疑帶著老媽媽回家，果然一回到家，蔡阿姨不再每分鐘都想跑廁所。

出院後的她可忙了，每天去日照參加活動，家屬還在週末帶她出去玩。看來是住院讓她產生莫大的壓力，只是她因病而無法表達，焦慮的情緒就轉為不時想尿尿的行為。這就像許多老人家來醫院看診時就會想上廁所一樣，特別是當號碼快接近時，見醫師的焦慮愈加放大，想跑廁所的衝動就愈是強烈。

如何面對恐懼，往往和小時候養成的應對模式有關

所以說，每個人心生恐懼時會有不同的表現，這種種表現跟從小的習慣，家人互動

方式有很多關係。

當一個人小時候遇到害怕的事而哭泣時，如果有英勇的爸爸媽媽、哥哥姊姊跳出來幫忙解決問題，長大後身邊也不乏熱心助人的朋友，也許他面對害怕的事情，處理的方式就是比較容易用哭泣、示弱的方式。

假如小時候遇到害怕的事情，哭泣也沒有用，漸漸地，他會發現只有自己勇敢堅強地面對困難，不論是用理論的、打架的、吵架的方式，才能得到最後他想要的結果，那麼他會變成自己戰勝恐懼與害怕的樣子。

相信這樣的演變大家是可以理解的，但很多時候我們受疾病影響，我們總不會想到他小時候是怎樣長大的，或是他習慣性面對恐懼害怕的事物的處理模式。而失智症的患者不會為自己辯護，不會細細描述，於是會產生讓大家誤解的方式，此時就仰賴照顧者的智慧和耐性了。

讓我們仔細體會患者的感受，明白他們不是故意要找麻煩，而是他們也受困在無法正確表達的狀態中。讓我們多透過對話與嘗試來找出患者恐懼的原因，幫助他們解決或面對恐懼，如此就能改善和消除問題行為了。

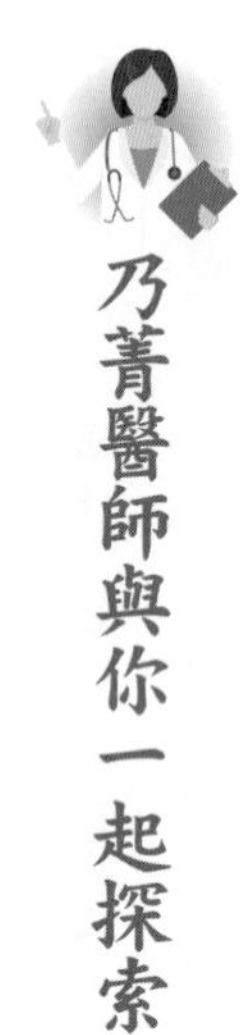

乃菁醫師與你一起探索

奇怪的行為背後的原因

要分析長輩生病後的特殊行為表現，基礎是來自「他原本的個性及喜好」。沒有對原本個性、喜好、厭惡、習慣的了解，在長輩表達力漸漸退化後，可能更難用好好討論的方式找出好的解方與對應方式。

為了解決這樣的問題，我總是不厭其煩地說：「二十四歲以前，認真讀書也許重要。二十四歲以後，認真工作之餘，還要認真花時間認識你的爸媽、你的另一半，還有你的孩子。這是在為未來的預測、理解對方打下好的基礎。」

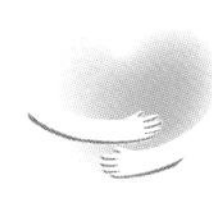

「你們都偷說我壞話！」

——照顧情緒很關鍵，失智長者的心因想保有自尊而脆弱

五歲小女兒拿著棉被和枕頭，搖搖晃晃地走進我的房間：「媽媽，我決定今天晚上要跟你睡，我怕你想我。」

我笑笑答應了，但小兒子馬上衝進房間反對：「媽媽，她以為她是公主！。」我請他小聲一點、不帶怒氣說給我聽，於是他請我轉到他的房間來，小女兒想聽哥哥的說法，也毫不妥協地跟著進來。

兒子說：「妹妹來我們房間睡是可以，但她就像公主發號施令，每件事都要聽她的，不然她就生氣，世界上沒有這種事啦!!」

女兒一聽，馬上跑出門外蹲在牆角怒吼：「你們都在說我的壞話，沒有人在乎我，我要去睡草地了！」

我耐心勸解：「哥哥的意思是『你在房間時要大家都要聽你的』，你覺得這樣有道理嗎？」

女兒嘴癟起來了：「可是哥哥只有給我一個小小的位子，我沒辦法把自己裝進去睡覺，哥哥很壞。」

兒子馬上大聲抗議：「沒有人這樣對她，是她自己要這樣玩。」

我請他們坐下來，誰都不說話，先深呼吸幾次，然後我說：「覺得自己完全沒有錯的，請舉手。」

這下有趣了，兩個人都不舉手，看來是知道自己多少有錯，但嘴上就是不承認。

「那覺得自己有一點點錯的，請舉手。」

這回兩個人都扭捏地伸出小手。於是我先請女兒好好說話。

她還是糾結在自己的情緒裡：「為什麼大家都要在背後說我壞話呢？」

我說：「那麼你有沒有做什麼事情，讓別人說你壞話呢？」

她不情願地說：「好啦好啦！我知道了，不要再說了啦！」

我說：「你說『你知道』，可是我不知道『你知道什麼』，可以說給我聽嗎？」

她說：「就是不能只聽我的，不能『我不想要』，就要大家都要跟著我不想要啦！」

我稱讚她：「很棒喔！你了解了。」

她說：「我不是笨蛋。」但還是要補幾句：「你們偷偷說我的壞話，我都知道，我很傷心啊。」

看著她倔強的表情，我忍不住想起早上看失智門診時見到的李爺爺。

失智長輩也會有受傷的感覺

李爺爺在老伴李奶奶和兒子小李先生的陪同下，一起來到診間。李爺爺一如往常安靜微笑，問他近況如何，他的回答都是：「很好，沒事。」但後頭站著的兩位家屬邊聽邊搖頭。於是我請一位家屬先帶他去外面坐，一個家屬留在診間等藥單。

李奶奶正準備帶李爺爺走出去，我建議：「要不要請你兒子出去陪他，奶奶您在這裡等拿藥單？」

李奶奶說：「沒關係，我們講的都一樣啦。」

兩位老人家離開後，李先生馬上嘆氣：「我爸爸真的很愛生氣，簡直聽不懂人話，罵起人來倒是振振有詞。」

他舉例：「我爸爸會將垃圾丟進馬桶，馬桶都塞住了。我們告訴他，垃圾丟垃圾桶就好，馬桶不是丟垃圾的地方，但是他堅持馬桶沖水鈕按下去就可以把垃圾沖走。講也講不聽，我們為了這個一直吵。」

此時門一開，李奶奶終究忍不住要進來補充：「我先生真的脾氣很差，他還指控我們到處說他的壞話。」

那瞬間，我知道有句不中聽的話勢必要講了：「你們現在就是在說他的壞話啊，他的感覺哪裡錯了？」

眼前的母子兩人瞬間啞口無言。

我緩緩地說：「其實李爺爺受傷的感覺是正確的，當然你們的憤怒和委屈，我也懂。可是啊，一直被人到處說自己壞話的感覺，真的很不好受啊。自從罹患失智症，李爺爺雖然有些事情開始做不好，可是他不是傻瓜，依然有感覺啊。」

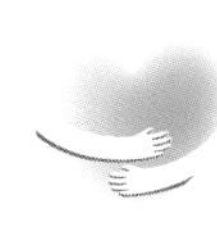

為失智者解決生活上的難題

我請小李先生先出去陪爸爸，留李奶奶好好訴說她的抱怨。

・控制排便次數

李奶奶說：「他一天到晚都要大便，但每一次只大一點點，屁股又擦不乾淨，每件都會沾到一點大便，為了這件事，我幫他買了二十條內褲，都換到沒褲子穿了。所以只要他去廁所，我就會跟著，帶他去洗屁股，洗到我都要神經質了，就連晚上睡覺時，他起床要上廁所，我也會帶他去洗屁股。他竟然還對我生氣，說我整天只想洗他的屁股。」

我笑笑說：「奶奶啊，您是整天只想洗他的屁股，他也沒有說錯。」

我想起小李先生剛才抱怨爸爸把東西往馬桶塞的事情，默默猜想，李爺爺是不是把對太太的怒氣轉移到馬桶上呢？但這畢竟是猜想，還是先來解決眼前的問題吧。

我說：「聽起來主要是大便引起的問題呢！是不是可以設法讓李爺爺一天大便一次就好，大便完馬上擦乾淨，那麼不用每天一直追著他要洗屁股，你們家的爭吵應該會少一點。」

李奶奶說：「可以試試看。可是醫師你跟我說的話，我轉述給先生要他照做，他都不聽我的。例如我說醫師建議要多活動、不要一天到晚睡覺，他光看我一眼，說有什麼好活動，轉頭就繼續看電視。我日子都要過不下去了。」

·引導著一起活動

我說：「您辛苦了，不過我也替李爺爺問問您，您請他活動時，有跟他說要怎樣活動嗎？畢竟現在疫情導致三級隔離，沒辦法說出門就出門。」

李奶奶回想後說：「沒有呢，我只有說要多活動。」

我說：「活動兩個字真的好抽象，我跟我國中的孩子這麼說，完全沒有人理我，我也很無奈呢。所以，我只好每天下午打開YouTube，找一些活動身體的影片來播放，再叫全家人跟著我一起跳。這時效益就出現，孩子們都願意動起來了。也許您也可以和他一起唱跳？」

李奶奶點點頭：「好，我試試看。但是醫生啊，我先生也不聽我的話，他還拒絕戴口罩呢。」

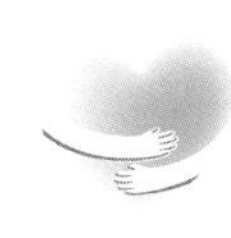

我說：「奶奶您該不會也像追著他擦屁股那樣，追著要他戴口罩吧？這樣爺爺應該會發瘋的。」

李奶奶不好意思地承認了。

我說：「奶奶啊，我覺得爺爺應該是對於你們一直強迫他照你們的方式做很不滿，即使你們要求的事情是對他好、有道理的，但被逼著做的他只能用生氣來反對，或是對馬桶發洩怒氣。其實，他都懂，也有禮貌，**您應該把他當成正常人，用有禮貌的方式溝通，讓他知道原因**，甚至讓他看看新聞或是聽警察說說原由，而不是光靠你們強力要求，讓他覺得你們事事針對他。」

...

那天李奶奶帶著我的建議回家了，希望真能因此改善家人間劍拔弩張的氣氛。

說實在的，李爺爺目前失智的階段還很輕微，連輕度都談不上，只是有一些症狀，例如短期記憶稍差、溝通能力有點減退，可是他大部分的理解力都還可以。可想而知，他依舊想要維護自己的尊嚴、保護自己免於受傷。在這個階段的他，可說是脆弱又敏感，但許多話他也不知道怎麼說出口，於是只能靠情緒來反映，那麼就需要照顧者多費心思和多體諒。希望我們的所作所為，即使是基於善意，都能避免在不經意之間造成傷害，增添照顧上的困難。

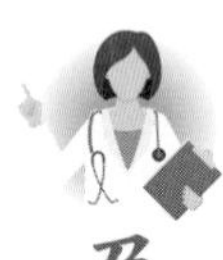

乃菁醫師與你一起探索

被人在背後放箭的感受

發現有人在背後說自己壞話，應該是不分年齡都會有不舒服的感受。不論幾歲、有沒有開始失智，我們都應該「不在背後有負面討論，並且形成共識」。畢竟，曾經討論過這樣的議題就是難免露餡，讓長輩有一種，「你們這群人都很有默契地這樣思考這件事情，是不是一起在背後說過我？」的感受。如果是一起討論好事、驚喜祝福等等，會帶來快樂的感受；相反地，一起對長輩的弱點或是短處進行討論，無形中可能產生的默契會給長輩造成傷害。

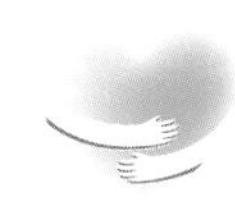

不知道大家有沒有在一個環境裡被大家討厭過？這時就算大家沒有在你面前說些什麼，可是我們就是可以深刻感受到一種氣氛的不對勁。

所以，第一步，就是不要有一致性的負面思維。

那應該要怎樣做呢？我們需要一個重要的中心思想：爸媽之所以表現得很奇怪也不是他願意的，他是真心真意地感覺到不舒服，他也不願意把麻煩帶給大家。所以，大家可以試著跟爸媽討論他有困擾的、讓自己及他人煩惱的事情，以沒有負面的情緒和思維的方式來面對及處理。甚至，想出幾種幫助爸媽的策略，跟爸媽一起討論。

所有問題都絕對沒有唯一的答案，也絕對沒有唯一的做法，而且這次有效的方法，下次也不一定有效。所以，應該準備好幾種策略可以隨時運用，這樣當事情再發生，我們的錦囊就充滿各種應變的妙計了。

明明退化了，卻仍堅持要管事……

——看見長輩害怕自己「沒用了」的恐懼，與被尊重的需求

前幾天晚上，跟女兒一如往常讀著繪本，這天讀的是《不管怎麼樣，你都會愛我嗎？》是一隻鬧彆扭的狐狸，覺得狐狸媽媽不愛他，所以一直說：「如果我變成鱷魚你還愛我嗎？」狐狸媽媽說：「我愛你。」狐狸又說：「如果我變成昆蟲你還愛我嗎？」狐狸媽媽說：「我愛你。」狐狸又說：「如果我變成……你還愛我嗎？」一直說個不停，狐狸媽媽還是一直愛著她的小狐狸。

理智型的父親路過，他說：「這世界上沒這回事。哪有什麼不管怎樣都會愛的事

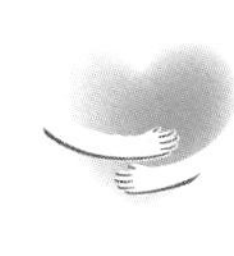

情，你搞錯了。」

女兒崩潰大哭，指著書說：「明明書上就是說『不管怎麼樣，你都會愛我』，爸爸你搞錯了。」

爸爸嚴正地再說一次：「你做對的事情我就愛你，做錯事我才不要愛你。世界上沒有無條件的愛。」

女兒繼續大哭，指著書說：「明明書本就是說『不管怎麼樣，你都會愛我』啊。」我在旁邊哭笑不得。我說：「老爸先生，你可以跟孩子同一個頻道嗎？你說的是人生，她說的是書本。」

爸爸一邊敲孩子屁股說：「你說，不管怎樣都會愛我，那我打你屁股，你要愛我。」

女兒一直跑，說：「你打我，我才不愛你呢！」

爸爸繼續說：「你不是說不管怎樣都要愛嗎？」女兒說：「是書啦！你打我，我才不愛你。」

終於，雙方站在同一線上互相理解了。

固執的父親 VS 抓狂的女兒

其實人與人之間常常會溝通困難，就是因為思維的點不同。孩子是這樣，當人老了，更是會執著於自己的想法。

比如說七十五歲的曾先生，他是我的失智症患者，但我要處理的，很多時候是他女兒曾小姐的情緒問題。當然她也情有可原，因為讓她抓狂的因素就來自父親的固執。

最近全家人好不容易一起出門旅遊，老父親卻不想和家人一起走，光顧著獨自往前，口中還說著：「我以前就很喜歡來這裡，我知道路，跟著我吧！」

曾小姐認為父親因病已經有退化現象，記憶力沒有過去好，怕他亂帶路，更怕他自己一個人亂走而迷路，三番兩次勸他和家人同行卻都被拒絕，情緒就慢慢上來了。

接著全家旅行來到遊樂園，曾先生不顧自己的年紀和心血管疾病，對於家人勸他坐小火車的建議嗤之以鼻，堅持要玩自由落體和海盜船等刺激的設施，還好工作人員也考量老人家是高風險族群，於是婉拒讓他搭乘自由落體。但曾先生還是上了海盜船，玩一回下來臉色慘白。

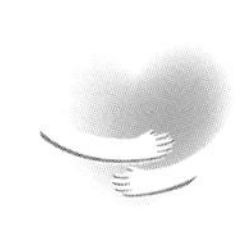

明明退化了，卻仍堅持要管事

一路上曾先生也對住宿要求頗多，畢竟曾家本身從事的就是相關產業，所以曾先生到了投宿地點就一路碎碎念。曾小姐請他別管了，又不是自家產業，想管也管不到啊，不如快去睡吧。曾先生一聽就生氣，開始說自己人老了、沒用了，還不如去死一死。

女兒情緒上來，口中也沒什麼好聽的話，於是家族旅行就在爭吵中結束，回到家父女還你一言我一語地抱怨個不停。鬧到老父親邊說要絕食和跳河，邊動手想自己搬出去獨居。後來曾小姐的弟弟來看父親，老父親向兒子抱怨曾小姐和母親亂花錢，導致他的存款都沒有增加，又把生活中的大小事念了一回。

或許因為本身個性，也可能是疾病強化了他堅持的個性，曾先生很容易曲解他人的說法，做出不合理的回應。例如颱風導致道路受損，於是里長前來緊急協商，希望能引導里民經由曾家的私有農地進出，並說明道路修復已經盡快開始，借路通過的現象很快就可以結束。這樣的話聽在曾先生耳中，卻成了「我的私有地要被鋪成公家的路」，他馬上情緒激動得要趕往現場阻止。

曾小姐心力交瘁，她總覺得父親能力其實退化了，偏又搶著做這些他無法做到的事情，而他還能做到的事情，例如掃地、拖地等簡單家務，卻又毫無興趣。家人愈是勸，他就愈故意唱反調。曾小姐要照顧父母，還要忙著生意上的事，有時候真的覺得父親是無理取鬧，搞得她快崩潰了。

理解他「被尊重」的渴望與「沒用了」的恐懼

我耐著性子讓曾小姐發洩完心中不吐不快的情緒，真的覺得父女天性，兩人性格簡直是同個模子印出來的啊！**雖然老爸爸生病了，可是他的內在個性還是不變的，他長年來對於「被尊重」的渴望一直都在**，所以他不是不想做事，而是他想要做「重要的事」、「困難的事」，而非「別人叫我做的無所謂的簡單小事」。

曾小姐也是基於體貼、出於好意才要父親「不要忙」、「不要累」，希望他清閒休養就好。但對父親來說，這不是休養，而是台語所說的「大家看他沒有」，他覺得自己變成沒用的人了。

生病的父親與疲憊的女兒，兩人都想要對方聽自己的話，最了解彼此的人也最知道對方的痛點在哪裡，所以相互的怨懟就這樣日積月累。

我對曾小姐的建議是，讓父親順著個性生活吧，他的固執是天性，現在疾病又放大

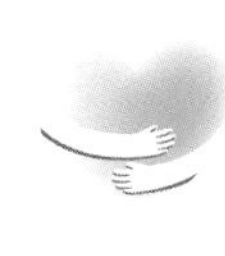

這點、變成了偏執。他的偏執是怕自己沒用，簡單來說就是沒有安全感，很明顯的現象之一，就是老父親非常介意「存款沒有增加」，所以想透過管東管西的方式來把自家產業管好。他的想法也很容易理解：生意好起來就會賺錢，錢進來後存款就會增加，存款增加就代表安全感多了幾分。

看著這對父女間的爭執，我再次體會到，照顧失智患者真是勞心又勞力，很多時候勞心的次數還更多。可是再怎麼說，既是從心而起的問題，那就該回到心理層面去解決。但沒有人有讀心術，我們的想法還是要說出來，才能讓別人理解。很多時候一次是說不通的，一次不行就兩次，兩次不行就三次，我相信只要願意好言好語、堅持不懈溝通下去，心結會有解開的一天的。

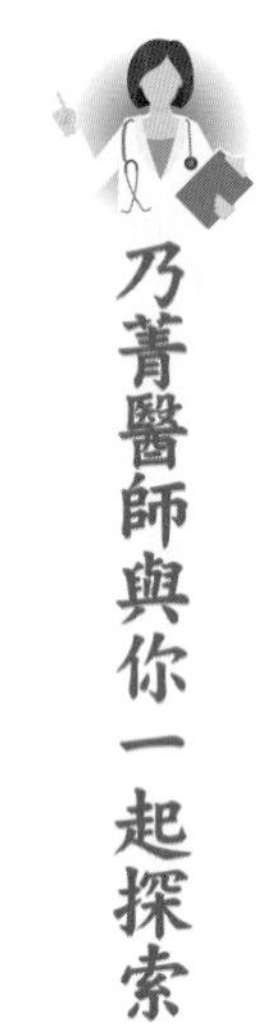

乃菁醫師與你一起探索

固執背後的原因

每個人在講一件事情時，心中的圖像跟概念可能有所不同。比如女兒心中的「不管怎樣你都愛我」，其實她沒有想到去偷搶拐騙這種事，而想知道如果自己變成狐狸、變成蝴蝶，還會不會持續被愛。可是，爸爸卻直接進入大人的世界，堅持「你做對的、好的事情，我才會愛你」。兩個人的思維沒有在同一條線上，根本無法溝通，於是對對方造成傷害。

當長輩執意做某件事情，也許我們應該試著尋找執念背後的原因，而對話的核心重點也在於設法「理解對方」。如此，我們便不會先入為主，逕自認為對方也是這樣想，而是試著去理解對方心中的想像是什麼，進而達成好的溝通方式，並理解他固執的原因。

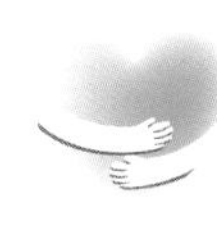

老夫老妻了，卻還懷疑老伴外遇……

——家庭間親密關係的確立，是不分年齡的心理需求

每個小孩都有自己的個性，以我來說吧，即使生了一群兒子，這群兄弟也各有獨特的堅持。

例如前幾天晚上，先生念了一下孩子們，有人聽過就算了，但有人心中就是過不去，於是在情緒上卡關的那個兒子就黏著我在家中走來走去。我快被他背後靈似的壓力搞得崩潰，只好打開天窗問亮話：「你到底想要怎樣？」

兒子翻來覆去地說：「媽媽，我不要剛剛那樣，我不要。」

我說：「過去不能重來啊。再說，我們是你的父母，說你一下都不行嗎？」

兒子依然帶著怒氣：「我就是不想要啊。」

我說：「很多時候，我能尊重你的『不想要』，可是你好像都沒有尊重我的『不想要』。反正剛才的事情已經結束了，認真講起來也沒有誰責罵你，所以你的情緒反應是不是可以結束了呢？我都被你搞得七葷八素了。」

兒子依然嚷著「我就是不想要」，鬼打牆似的陷在自己的情緒中將近一個小時後，終於囁嚅地問：「可以道歉嗎？」

我嘆口氣，認真對他說：「我有說過對不起囉，但不是因為我覺得你一定是對的，其實這整件事在我眼中看來是很小的事情，可是因為你很在意，那我基於尊重、可以跟你說聲抱歉。我知道即使你是這個家裡的小孩，你的獨特性和隱私權也是需要被尊重的，但是請你想想，我們也是你的父母啊，我們身為父母也是需要教導你的，在這個過程中衝突難免，希望你了解我已經盡量用不讓你難受、但又能幫助你的方式來處理了。」

我不知道兒子有沒有聽懂，但至少聽完我的話後，他主動說：「可以抱抱嗎？」

就這樣，我們用母子間的一個擁抱結束了一小時的情緒糾結。

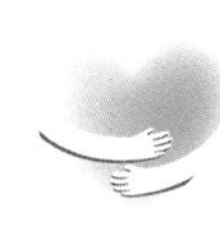

我知道對這個孩子來說，他特別容易陷入直線性的思考，一旦思緒卡關，根本無法聽見不同的意見，但幸好每次還能用愛的抱抱來結束。

我曾問他為什麼想要一個擁抱，兒子會用故意裝酷但又掩不住羞怯的方式說：「我想感覺自己還是被愛著的。」他的話，讓我一瞬間融化了，馬上原諒他過去一小時不講理的頑固行為。這也讓我想起，凡是人都有親密關係的需求，不分年齡，我們都想感覺自己是被家人愛著的。

那麼，家人間的親密關係該如何建立？又該透過什麼樣的方式來傳達呢？大家腦海中首先出現的應該是擁抱和親吻，可是隨著年齡增長，是不是還有其他的表現方式呢？

懷疑老伴外遇的張爺爺

身為長年照護失智症患者的醫師，我想起許多患者會控訴老伴對自己不夠親密，嚴重一點還會懷疑老伴有外遇。

張爺爺就是這樣的例子，他開了一輩子的雜貨店，張奶奶則長年在菜市場擺攤。兩位老人家撐起一個家庭，一輩子工作都沒換過，就這樣堅持到了八十多歲。

八十多歲的張爺爺開始在身心能力上出現明顯衰退，經營雜貨店對他來說變得吃力，他的孩子們勸他把雜貨店收起來、別做了，但張爺爺當然是千百個不願意，於是孩子們只好無奈地讓他繼續經營，他們想，反正家中的店是傳統到不行的「柑仔店」，在這個連鎖店當道的時代，會上門光顧的人也沒多少，就讓老人家繼續看店好了。

孩子們期望藉著開店讓他有點事做，也是減少老人家寂寞感的方法。但現實狀況並非如此順利，張爺爺開始控訴張奶奶有外遇，兒女們這才驚覺應該是生病了，趕緊帶著老人家來醫院檢查。

頭一回來到診間，張爺爺這樣告訴我：「孩子們要我來做身體檢查，我就來了，我到這把年紀都還能好好工作，竟然要我檢查?!」

說完，又生氣地補一句：「依我看，是我太太才需要做檢查啦！」

我問他：「您為什麼說張奶奶需要做檢查啊？」

張爺爺說：「我太太每天往外面跑，跟一些莫名其妙的人在一起，還騙我說要去菜市場賣東西，可是我看她手機定位明明就顯示是在山上！醫師啊，我每天追蹤我太太行蹤，好累。」

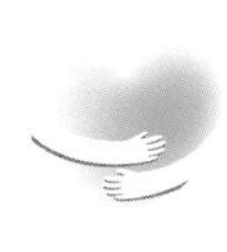

家裡有沒有和張爺爺「同一國」的人呢？

問診到一段落，我請老人家在外稍等，張爺爺的孩子趁機溜進來對我說：「醫師，我媽真的沒有亂搞，她是真的到菜市場賣菜，可是手機定位有時就是會出問題，莫名其妙就顯示媽媽在山上。我們也搞不懂我爸用什麼奇怪的方式監控，只知道他一覺得怪就要我們出去找我媽，跟他說我媽整天都在市場賣菜，他又不相信。」

孩子們明顯滿腹苦水：「聽到我們這樣說，我爸更生氣了，怪我們都和媽媽同一國，只會幫媽媽遮掩和說謊。我們常被我爸毫無理性地責罵，我媽也不好過，除了白天隨時被監控，晚上回家後，我爸一想起來就對她破口大罵，情緒激動時還想動手。我媽以前多少還會和我爸說上幾句話，現在是怕到避之唯恐不及了。」

我問：「**那麼，家裡有沒有能讓爸爸覺得是和他同一國的人呢？**」

孩子們聽不懂，茫然地回看我。

我解釋：「**就是當你爸爸說出他的懷疑，那個人不會急著替媽媽說話。相反地，還會順著爸爸的話說『這樣啊，那麼我們一起來看看到底是發生了什麼事吧』**。用這種方式帶著爸爸一起弄懂定位問題，甚至一起到菜市場看看媽媽在做什麼，總之就是和爸爸一起得到一個結論，而不是光提出一個結論來，希望爸爸馬上就接受。」

孩子們問該怎麼做，我舉例：「比如當爸爸覺得媽媽出外亂跑，你們可以先請爸爸說明為什麼他這樣想，如果他說因為定位系統顯示媽媽在哪個奇怪的地方，你們與其跟他爭辯，不如主動帶著他去找媽媽，讓他看見媽媽並沒有如他想像的跑去什麼奇怪的地方。」

我特別勸他們，不要因為怕爸爸對媽媽動怒就老是要媽媽避開爸爸。

「你們想想喔，在你爸爸眼中看來，你媽媽老是閃躲和消失，就是一種心虛的表現啊。」

張家的孩子們頓悟：「所以，我們現在的做法，只會讓爸爸更焦慮、更沒有安全感，對嗎？」

我點點頭，趁機告訴他們另一對老夫妻的故事。

不停「騷擾」太太的先生？

故事主角陳先生和陳太太結縭多年，但兩人都有了年紀，前陣子陳太太跌倒造成行動不便，於是為了不用爬上爬下，住到一樓的房間，陳先生則依然睡在習慣的二樓臥室。

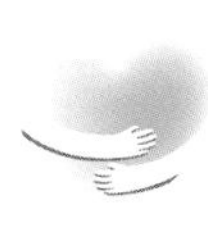

兩人分房睡了一段時間，家人發現陳先生會對陳太太出現奇怪的行為，於是帶著陳先生來醫院找我。

我先問陳先生自己的感覺，依據他的描述，他認為自己一切都好，家庭生活穩定，家人間沒有口角。我知道當然不是這樣，但倔強的他就是什麼都不洩漏，我只好請他先出去外面坐，果然陳家的孩子們馬上溜進診間找我私下談話：「我爸爸很怪啊，他會一直去樓下騷擾媽媽。」

他們這樣描述：「我爸不是只有坐在媽媽身邊喔，他會伸手去不停地摸媽媽的身體，一摸到媽媽穿的尿布就會很生氣，他聽不懂媽媽真的退化到需要穿尿布，反而指控我們故意給媽媽穿尿布，說我們要藉此讓他覺得媽媽已經退化得很嚴重。」

無論老病與否，都需要親密時光

我問：「聽起來，你們是說『爸爸摸媽媽』這件事情造成困擾。那麼媽媽改住到一樓之前，他們這對老夫妻是怎麼互動的呢？那時候爸爸也會摸媽媽嗎？」

孩子們愣住了，他們相互看一眼，吞吞吐吐地說：「我們只知道他們是爸媽，從來沒有想過他們也是夫妻，所以他們夫妻間怎麼相處，我們從來沒有想過。」

我說：「沒錯，他們除了是你們的父母，對彼此來說也是親密關係的伴侶，是沒有人可以代替的。比如摸摸對方的手或身體，都是兩個人之間的親密方式，但我們常忘了這一點。加上東方文化比較不強調展現親密，我們就可能忘了你爸爸即使生病了，但還是很喜歡媽媽的，他還是很想對太太展現親密啊。」

孩子們若有所思：「這樣說來，也許我們不需要整天緊迫盯人，可以給他們一點屬於彼此的空間和親密時光，除非他們兩人真的明確表現出不開心，否則還是應該讓他們親密互動一下啊。」

我用點頭來傳遞我的支持：「沒錯喔，家人間總是需要親密互動一下的啊。就像我的小孩，雖然年紀還小，喜歡自己在一旁玩遊戲，可是玩著玩著，三不五時就會跑到我身邊，只是簡單要我抱他一下，抱完就又跑去玩自己的了。這就是家中每個成員都需要的親密時光，不分年齡和身心狀況，大家都需要的。就讓照顧家人的我們也多提醒自己要重視親密行為吧，每一次抱抱或親親都在傳遞家人間的感情，每份感情的傳遞都在告訴對方：『我愛你，我很關心你』啊。」

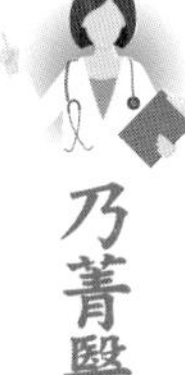

乃菁醫師與你一起探索

不同人，有不同的表達愛的方式

不知道大家有沒有聽過這首兒歌：「愛我你就抱抱我，愛我你就陪陪我，愛我你就親親我……」

當我從女兒的小白兔玩具裡聽到這首歌，大為驚奇。也許，很多人對於愛的感覺，就是這樣很單純的互動方式。

有時候在診間聽到夫妻這些事情，我也會留下那個多疑的另一半，跟他聊聊，於是會出現這樣的對話：

「伯伯，你說說真心話，你是希望太太如何呢？」

「我其實，只要她跟我認錯，我都會原諒她的，她還是我的太太啊。」

「喔！你愛她啊。」

「老夫老妻這麼久，哪裡不愛啊?!」

「那如果她真的沒有怎樣，只是老了、累了，或是病了呢？」

「我當然還是愛她啊。可是，她看起來很好啊，有老、累，還是生病嗎？夫妻之間，總是需要點親密接觸潤滑一下啊。」

我有時候會想，每對夫妻究竟是在哪一個時間點開始，對於表達愛跟關心的方式漸行漸遠呢？

兩人因為漸行漸遠的緣故，產生了認知上的落差，於是一個人覺得自己沒變，另一個人卻覺得對方不一樣了。

理解愛與表達愛的方式，不論是親子或夫妻之間，不論在哪個階段，都需要雙方持續更新彼此愛的方式才能相知到老。

輯三

心理篇——照顧者迷思與溝通心法

用他需要且喜歡的方式照顧他。

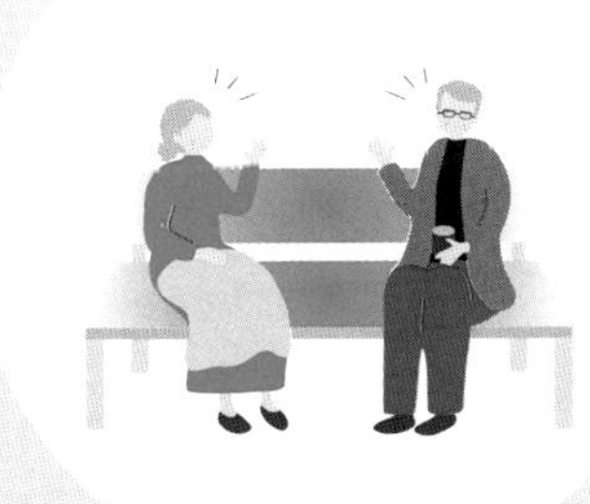

「為什麼媽媽這麼難搞?!」

——溝通的關鍵是，不帶成見的傾聽

每天處理各種溝通問題，幾乎是一種常態，所以大部分時候，接到電話或是任何抱怨時，我的習慣就是「傾聽而不判斷」。畢竟每個人站在自己的角度，都覺得自己很正確、自己受委屈。但是，在人生漫長的路上，每次都覺得自己不被理解，一直感到委屈而沒有「與別人溝通、聽懂別人的話以及雙方獲得共識」的能力，會很辛苦。

身為母親，我也常常需要處理老師的抱怨。

比如說，上班時接到球隊老師打來的抱怨電話，說我兒子拒絕聽老師的話補跳青蛙

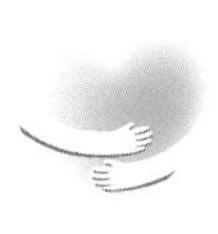

跳，老師氣到要我問問兒子是不是要退出球隊了。

回家後，我小心翼翼問兒子：「今天在學校是不是發生不開心的事情？」他說：「今天跳青蛙跳時，我因為綁鞋帶少跳五下，老師叫我補跳。我不跳，他就生氣了。」

他解釋：「我一開始就不想跳啊，老師說是比賽沒有得名的學生要做青蛙跳，可是我連比賽都沒去耶，但我還是願意跟著去跳，只是過程中剛好鞋帶掉了、停下來綁一下。」

我從兒子的角度來想想，其實這件事就有另一個看法了。

兒子最後這樣問我：「媽媽，大人的規定就一定是正確和公平的嗎？」

我只好嘆口氣，摸摸他的頭。

兒子啊，媽媽我每天協助好多人彼此溝通，還是覺得這件事好難。不變的前提就是要雙方都在冷靜的情況下，放下自己的成見和自以為正確的認知方式，先耐心地把對方的想法聽進去，感受一下對方的立場，才能產生良好的溝通啊。

「難搞」的患者VS快「被搞瘋」的家屬

在失智照護的工作中，我是醫師，但更多時候，我覺得比起開藥，當個聆聽者更重要。特別是在患者與家屬各有說法的時候，那更需要耐著性子好好聽、細細想。舉例來說，李小姐最近就告訴我：「我真是快被我媽搞瘋了，壓力大到我開始想，她這樣難搞，到底是這個疾病造成的，還是原本的個性就這樣?!」

原來李媽媽最近一聲招呼也不打，就突然跑去找居住在外縣市的弟弟，好意的探望卻讓弟弟大暴怒，因為弟弟有精神上的疾病，他曾說母親就是他這輩子最大的壓力來源，所以當媽媽突然出現，對他來說就是爆發點，讓他激動大喊：「可以放過我，讓我好好生活嗎？」

挫敗回家的李媽媽於是將注意力轉回到孫女，也就是李小姐的女兒身上。當阿嬤的一番好意想煮點好吃的，但她畢竟是失智患者了，有時會忘了自己已經放過鹽，就又再加了幾匙。孫女吃不下去，阿嬤就開始抓狂，認為連孫女這個唯一的倚靠也不愛她了。一來二去的，讓家中最小的孩子也壓力大，情緒波動厲害。

夾在其中的李小姐心裡好苦，她既是女兒也是媽媽，平常多是仰賴女兒來排解對母親的情緒，同時靠母親來分擔照顧女兒的工作。但現在，母親的異常行為導致這個看

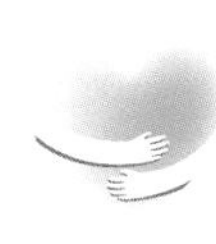

似平衡、實則走鋼索般的照顧系統瀕臨崩潰。

診間裡，高度防備的對話

李小姐告訴我，她開始使用LINE和母親傳話，只為了讓系統留下通話內容來當作紀錄，否則李媽媽會一直否認女兒曾告訴過她什麼事，有時還會無中生有、引發更大的紛爭。

但，李媽媽卻是堅持不就診身心科，她認為兒子的身心疾病是來自先生的遺傳，而不是她母系這方的，所以若去身心科就診，會讓她陷入不白之冤。

從李小姐口中我聽到李媽媽的一些狀況，所以李媽媽獨自回診時，我小心翼翼問她：「你怎麼來的？」

李媽媽也小心謹慎地回答：「坐公車。」

我繼續問：「要轉車嗎？」

她說：「直達，不用轉車。」

診間空氣中都是緊張情緒，我們小心翼翼的對話下顯示的是：我想努力靠近李媽媽，讓她願意卸下心防，而她努力地想維持良好的狀態，讓我覺得她沒有退化。

她正在以僅有的智慧，捍衛自己的尊嚴

就這樣你來我往一陣子後，我體會到李媽媽想表達的重點：她生活上還能照顧孫女、交通沒有問題，還可以幫忙煮飯，是家中重要的助手，而自己之所以持續來看病，只是一番好意要讓女兒安心。

其實，如果沒有私下先從李小姐口中獲知近況，我搞不好真的會把李媽媽的話當真，因為她在診間的表現就是那麼好啊。

門診結束，李小姐來電問我的看法。我說：「**你媽媽當然是生病了，疾病導致她減少了百分之十的智慧，可是她正在用剩下的百分之九十的智慧來捍衛她的尊嚴。**」

李小姐很同意：「這個形容真好！」

我勸她：「所以，我們要設法在不傷害她自尊心的情況下，協助她維持尊嚴。我想最能幫助她的人就是你女兒。這和你之前設想的方向一致，只是啊，光是期待你女兒幫忙是不可能的，她還小，想幫也不知道怎麼幫起，所以請你要好好跟女兒談談。」

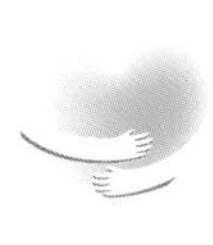

我建議李小姐思考一下，媽媽過去擔任國小教師，或許我們可以買兩份國小練習本，讓孫女撒嬌、邀情阿嬤一起來學習：「阿嬤，我們一人一份功課，來比賽，看誰先做完。」

李小姐說：「太好了！這樣一來，我女兒也不會抱怨全家只有她一個人要寫功課。」這樣施行一段時間後，效果還不錯，短時間內阿嬤和孫女的互動又回來了，李媽媽的情緒也平穩下來。

我相信李小姐是很愛媽媽的，可是她說的話聽在李媽媽的耳中並不中聽。同時間，李媽媽也很愛女兒，所以她不想讓女兒擔心，才會努力地掩飾自己的異常行為。她知道自己生病了，可是她很努力在演一個「沒有生病的李媽媽」：沒有生病的她就是要關心兒子，要煮飯給孫女吃，要記得女兒說過的話。只是她畢竟是患者，當然這些事對她來說就變得相當有難度。

她生氣、哀怨、請求，卻未把訴求說清楚

關於溝通困難，李媽媽不是唯一的案例，我照顧過的另一個家庭，主要照顧者是

八十一歲的白媽媽，她十萬火急地要求我和個管師開立證明，好讓她聘僱外籍看護：「我要照顧八十七歲的老伴，我很需要幫手，所以立刻就要外籍看護啦。」

我說：「白媽媽，你年紀大了點，但其實健康狀況很不錯，沒辦法用照顧你的目的來申請外籍看護，還是要用照顧有巴金森氏症的白爸爸這個理由來申請比較好。」

白媽媽說：「白爸爸要出門到醫院很麻煩的，不然你們自己幫他寫申請。」

我說：「這不符合醫院規定，讓我來幫你想辦法，我們就申請到宅鑑定，先把診斷書開出來。」

白媽媽抱怨這樣要拖延很久，她那說風就是雨的性子，想要的就是立刻、馬上要做到。我努力解釋這是既定流程，我們要守法照做，白媽媽就開始有小脾氣了，幸好我和她接觸次數多，知道她的個性就是這樣，也不以為意。

過了幾天，我打電話問白媽媽近況，她主動說：「不用再跑申請程序了，那位外籍看護已經轉給別人了，我本來想先把她承接起來，後來想想，其實我也沒有到立刻需要外籍看護的地步。」

這下我恍然大悟了，原來剛好她身邊有位外籍看護要轉出，而她動心想承接啊，但她沒把這個背景說清楚，光顧著喊立刻需要申請，讓大家手忙腳亂了一陣子。

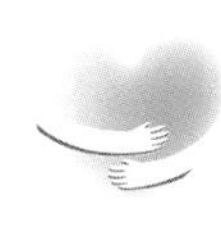

回想起來，在這個過程中，白媽媽動用了生氣、哀怨、拜託等各種方式，就是急著拿到她想要的，可是沒把話說清楚，最終只是讓大家都白忙一場。

因為李小姐和白媽媽，我進一步思考溝通方式的重要，特別想到溝通這件事，是每個人自小在家庭生活中就需要耳濡目染養成的。

如果我兒子每次受到誤解，或是跟學校老師吵架，我聽完老師的說法就直接回家罵孩子一頓，又或者直接告訴孩子：「老師的規定就是對的，請一定要遵守。」孩子以後對生命中每個事件的思維，可能會跟我跟孩子討論：「你覺得老師為何需要處罰小孩？老師為何對你生氣？如果你是老師你會怎樣做呢？你覺得老師在想什麼呢？」有很大的不同。

我相信，從小就學著去理解別人的思維，也在心平氣和的時候表達自己，將來長大成人，遇到很多需要溝通的人生難題時更能心平氣和地面對。

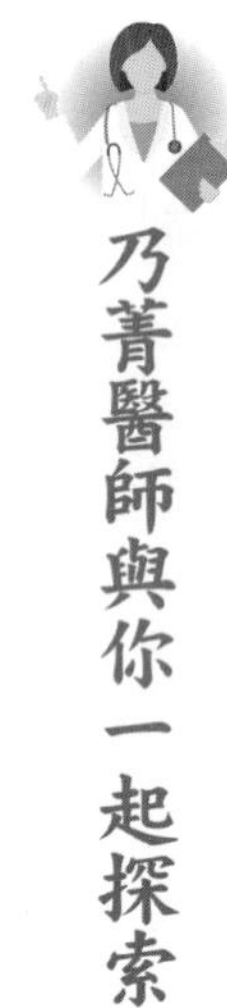

乃菁醫師與你一起探索

減少衝突的方法

成長過程中，我們會累積很多知識跟經驗去處理事情，根據經驗法則，也常常會是正確也快速的處理方式。

可是小孩（搞不清楚世界的規則）、高齡者（可能也沒有持續跟上社會脈動，而用了也許三十、四十年前「沒有更新」的習慣性做事方式）、失智者（也許是依據腦子裡退化到不知道哪年哪月的做事邏輯）這三種人的做事方式，完全無法與此刻的常理直接做對接。當他們與符合社會脈動的職場工作者（他們依照著此刻社會上的習慣、思維來思考）有一些生活、工作上的交集時，可能就會因為雙方認知有落差而無法溝通，或是產生衝突。

我們對孩子總會多些寬容，對「成年人」則會有理所當然的期待，偏偏彼此的理所當然是完全不同的，於是覺得對方一定是「故意惹怒我」，誤會就產生了。

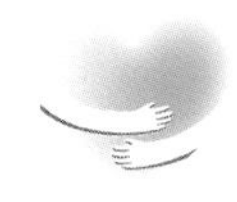

要解決這樣的問題，唯一的方式，就是不帶成見地仔細聆聽，並且努力用我們有彈性的腦，去想辦法了解對方的思維，用這樣的方式，相信我們跟父母及孩子之間的溝通一定會更加順暢。

為什麼長輩說「好」卻又不開心？

——照顧者需要聽懂字面背後的真意

五歲的小女兒古靈精怪，為了閃避不喜歡的事情，可以冒出許多讓大人都無法拒絕的理由，但畢竟年紀還小，一遇到生理上有狀況，就會退回童稚的言語。例如她總對我喊：「媽媽，我肚子痛。」而我憑經驗，知道這句話的意思有三種：肚子餓、吃太飽，或吃壞肚子。

總要花點時間旁敲側擊來找出真正的問題，但我知道這年紀的孩童能描述的就是當下的感覺，是現場那一分一秒的最強烈感觸，對這年紀的孩子來說，世界是很直觀

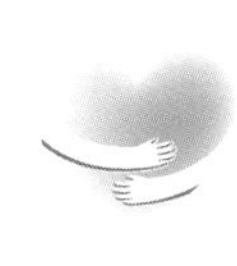

的、尚不存在需要建立因果關係的階段。

當然，這樣的言語方式會隨著年紀增長而漸漸消失，成年人往往就會先說出理由、少描述身體感覺了。

直到出院前一天，小女孩才開口說：「我沒有媽媽了……」

關於使用語言這件事，我想起音樂治療師朋友分享的故事，那是她在醫院和一位癌症患者女兒互動的過程：

她一如以往來到高小妹身邊，陪她唱歌舒緩心情，活動結束後，慣例是會有照顧的人手來帶患者去洗澡，但當天好友驚訝地發現高小妹不肯去洗澡，反倒一屁股坐在地上、伸手用力拉住她，拉著拉著乾脆緊黏到身上來，同時伸手朝好友手握著的電話螢幕按了一組電話號碼。

好友看看螢幕上顯示的號碼，再轉頭看看高小妹：「這是誰的號碼？」

高小妹說：「我外婆家。」

好友問：「你要我保留這個號碼？因為你出院後要去和他們一起住嗎？」

高小妹先是聳聳肩，然後悶悶地說：「我沒有媽媽了，如果我不去和他們住，誰來照顧我？」沉默許久，她終究吐出真正的心聲：「我不想去。」

好友問：「不想去哪？去洗澡？還是去外婆家？」

高小妹說：「我都不要！我不要去外婆家，也不想去病房，我哪裡都不想去！」

一旁看著兩人互動的護理師想讓氣氛和緩一點，故意這樣逗高小妹：「醫院病房就是讓生病的人住的啊！」

高小妹不理她，依舊眼巴巴地看著好友，好友只好委婉地問她：「你不想去外婆家住，那麼你有其他方法讓你可以不要去嗎？你有跟爸爸說你不想去嗎？」

高小妹翻來覆去就是那幾句：「我沒有媽媽了，如果我不去跟他們住，誰來照顧我？」

說到最後，她嘟起嘴，把頭埋進膝蓋間。

傳達彼此真正的心意，從來不是件易事

好友邊回憶高小妹的神情，邊告訴大家：「聽到她這麼說，真的好心酸喔，大概有

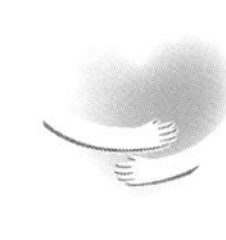

一百顆檸檬加在一起那麼酸，但我什麼話都說不出來，只能用力抱著她。那天是高小妹第一次對我說她沒有媽媽了，對於隔天就要回家的她來說，整天心緒不定是很正常的。但對我來說也不輕鬆，因為出院前一天才發現她有這麼複雜的心情，我們之間好不容易建立起來的信任關係就要因為出院而停止。我很遺憾沒有時間去了解高小妹的其他家人，如果時間夠，我會想辦法看看出院後陪同她居住的家人能不能聽懂她話語中的求救訊號、能不能正視她的期望。」

好友分享的故事讓家屬支持團體的夥伴們都頗有感觸，對我來說更是心有所感。我再次相信人與人之間的語言溝通看似容易，但真正分析起來卻是難上加難。因為我們無法輕易對一個陌生人說出心底最真實的感受，但當我們好不容易有足以信賴的人能對他說出心底話，往往是即便與親如家人的人溝通，我們的表達方式能不能讓對方理解或接受，都是一個大問題。

以我女兒那句「肚子痛」來舉例，聽在不熟悉的人耳中，第一反應一定是憂慮是不是吃壞肚子了，馬上就想帶去給醫師看看是不是腸胃炎。所以要短時間就理解小孩子想傳達的意思，通常是熟悉他說話方式、生活習慣、個性和家庭狀況的人才可能做到。

問什麼都說「好」的張媽媽

其實這樣的狀況並非孩子獨有，我在醫療現場看顧的失智症患者們也有類似的需求。例如張小姐帶著媽媽來看門診時，就這樣抱怨：「我媽媽分不清當下是白天還是晚上，跟她說什麼她都說好。聽起來很好照顧吧？其實根本不是這樣，每次我跟她預告晚餐準備煮什麼，她都說好，但等我煮好了端上桌，她又馬上說『不對！我自己來煮』。我拗不過她，只好說『你點菜，我幫你弄』，她又會說好，至於弄好後是不是符合她的心意，又是另一回事了。」

我邊聽邊想：原來張媽媽是第一時間會對大小事說好的個性啊，於是我順著這個思緒開啟對話：「張媽媽，你好不好啊？」

她說：「好。」

我問：「你有沒有什麼問題？」

張媽媽又是一句：「好。」

我說：「張媽媽，沒事的話就要說再見囉？」

她還是那一句：「好。」

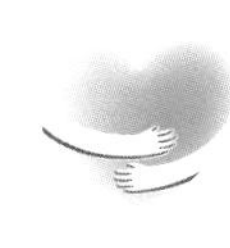

於是我作勢向她揮手說再見，馬上見到她對我我露出狐疑的表情，明顯是一頭霧水：這樣就結束了嗎？

一個「好」，可以有千百種解釋

此時我轉頭問站在一旁，把整個過程看入眼中的張小姐：「你覺得我和你媽之間真的有溝通嗎？」

張小姐陡然明白了：「我媽只會說『好』，但其實她根本不知道你在說什麼。」

我說：「沒錯。其實，人與人用語言溝通時，常會出現慣性。老人家懶得說話或者沒有足夠的溝通能力時，他們會乾脆先說『好』來回應與他對話的人。這樣的現象也不陌生，你想想小時候爸媽總是嘮叨我們要讀書，但小孩子嘛，總有厭煩的時候，於是每次爸媽叨念，小孩就簡單一句『好』應付一下。你想想，那時候我們的回答也不是真的想表達什麼意思，只是直覺性的反應，對吧？」

張小姐點點頭。

我繼續說：「所以囉，你媽媽說『好』這件事，可以有不同的解讀方式。首先，這是一種日常生活習慣，單純是聽到有人跟她說話時出聲表達自己有聽見；再來，可能是聽見了並且真心真意地表達同意；當然也可以是聽到了，但當下不知道怎麼拒絕，於是應付性地嘴上說好，其實心中是反對的。」

張小姐半信半疑：「她是我媽呢！她大可以拒絕我。那麼，應該就不是為了應付我吧？」

我說：「會不會這是你媽一生中的日常慣性呢？或許她長年來習慣對每件事情都先禮貌性地同意，現在她生病了，或許已經聽不懂你要表達的意思，但還是保持著長年養成的習慣。」

張小姐若有所思：「我媽確實是有禮貌的人。可是，醫生啊，為什麼她明明說了『好』，之後卻又一直生氣呢？」

我繼續推測：「或許她不知道她同意了什麼？有沒有可能她單純是對你所做的事情不滿意呢？」

於是，我講起曾居家訪視過的病人吳阿公。

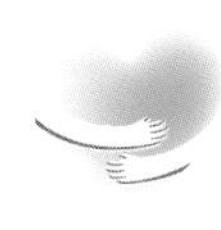

原來爸爸不是不會說話了，只是聽不清楚而已

照顧吳阿公的是他的女兒吳小姐，老人家自中風後就出門不便，於是申請居家醫療，由我帶著居家護理師上門看診。兩年來，家屬和醫療團隊都以為吳阿公中風後就失去說話能力了，因為我們所見到的他是類似植物人狀態，即使移除鼻胃管也不說話，連眼睛都不想睜開。

直到那天我一如往常上門拜訪，一進門吳小姐就迫不及待告訴我：「陳醫師，你知道嗎？我爸爸原來還是會說話的！雖然只是簡單的『嗯』和『好』，可是這幾天我們確認和爸爸說話時，他是有反應的！跟之前那頭也不抬的無聲狀況相比，現在這樣真是好多了啊。」

我為他們開心，心中難免好奇：「失語的問題是怎麼改善的呢？」

吳小姐說：「前些日子我湊巧看見一個模擬助聽器的裝置，想說買來和爸爸一起玩玩看，沒想到一讓他戴上，他馬上就會回話了。我是既開心又難過，因為這讓我警覺到爸爸一直活在無聲的世界，是我太粗心才誤以為爸爸無法說話了。」

「好好好，我知道。」

故事說到這裡，我停下來看看張小姐，她馬上領悟：「這麼說來，我媽有可能是聽不清楚，或者根本聽不見我說的話？」

我點點頭：「有可能。」

想了想，我又多加一句：「又或者是另一種狀況。」

我說起另一位老病人李奶奶，每回我問她近來好嗎，她總是說好。我再問她家人，家人也說老人家沒事。但是李奶奶每回來測認知功能，每回分數都會下降一點，於是我決定改變問法。

我對李奶奶的測試方式是把一枝筆拿到她眼前問：「這是什麼？」

李奶奶微笑，口中回答：「好，我知道。」

我重複問：「奶奶，我是問您這是什麼東西？」

李奶奶依舊微笑著說：「好好好，我知道。」

陪她前來的李爺爺心急了，忍不住在旁比手畫腳、以口形無聲地模擬答案，想幫李奶奶做提醒。但李奶奶一點都看不懂，她大聲問：「你在說什麼？我聽不懂啦！」

我緊接著問下一題，這回請奶奶看的是錢幣。我想對李奶奶這樣一生都負責家庭採

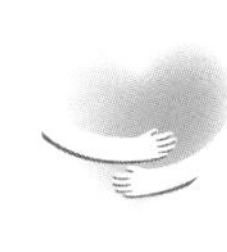

買的主婦來說，錢幣算是好認的物品之一了。沒想到李奶奶依舊微笑著對我說：「好好好，我知道。」

不是問了、答了，就叫做溝通

這下狀況很明顯了，李奶奶耳能聽聲、眼能見物、口能言語，但她描述事物的能力，已經大幅下降到許多日常用品都無法說出口的程度。當我們與這個狀況下的李奶奶溝通，即使她有應有答，我們又怎麼能自動假設她已經確切理解我們話中的意思呢？特別是當對話涉及複雜的情境描述，她的「好，我知道」，絕對不代表她已經明白或是同意了啊。

所以說，我們照顧失智長輩和幼童頗有相似之處，千萬不要因為得到簡單的回答就以為問題解決了，很多時候反而因為答案太簡單而必須反覆確認。就如我也曾見過家屬焦慮地問失智母親：「你到底是知道還是不知道？你要講清楚啊！」老母親被問煩了，賭氣似的說：「不要吵！我是你媽媽，你幫我做決定就好。」這很明顯是患者被逼問下就乾脆搬出家長的身分來搪塞，其實對家屬想討論的事項一點都不理解。可以想見，她的女兒若真幫忙做了決定，老人家還是會不滿意，到時候女兒依舊會怪媽媽說話不算話，殊不知問題的關鍵在於母女間看似已有討論，實質上卻根本沒達到溝通的成效。

漫長的故事終於講到尾聲，回想起來，我從小女兒的含糊之詞，說到音樂輔療師的臨床感觸，再從覺得母親難搞的張小姐，講到連錢幣都無法說出口的李奶奶，大大小小的故事串接在一起，不外乎是期望大家在照顧年長者時多點耐性。面對受失智症所影響的長輩，更是需要多一些包容。

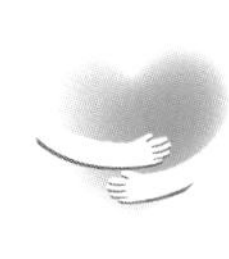

如何正確溝通

溝通不是有來有往就算完成溝通；也不是我說一句話，你點頭或是說「好」就叫做對話。要真正地理解，才是一種「溝」與「通」。

真正的溝通是要試著讓對方理解我們想說的狀況，而不是單向地表達完就離開。退化的過程中，聽力、理解力都會降低，長輩們並沒有跟上這個世界的速度，而跟他們互動的我們卻是在快速運轉的世界裡，大家在有一定社會脈動默契的情況下溝通，絕對跟和長輩的溝通完全不一樣。

當我們試著與長輩溝通時，要試著理解他們所理解、存在的世界的狀態與速度。我們要盡量保持與他們溝通的習慣，一來幫助他們維持溝通能力、減緩退化，同時也是理解他們思考方式和生活習性的好方法。

在對話的同時，也請大家記得：**老人家口中的「好」，看似簡單的一個字卻往往不只是字面上的意思，其實他們也因溝通不良而深感挫折，只是退化和病情讓他們無法正確表達**。那麼，就讓我們來做他們的輔助翻譯吧，例如：

・密切注意他們的生活慣性和偏好

- **問話時用不同方式多問幾次**
- **即使得到了回答也要觀察神情**
- **事後依照長輩的情緒反應來適度修正對話方式**

凡此種種，其實說穿了都是出自對家人的愛。從新手父母認真傾聽嬰孩牙牙學語開始，一路到成年兒女想讓老衰父母吃穿用度都符合心意，都是奠基於愛，也因此家人間需要溝通。那麼請讓我們記得：問話不是說出口就算，回答也不是聽到就可以；唯有以愛照顧，用心聆聽，才能實現成功的溝通。

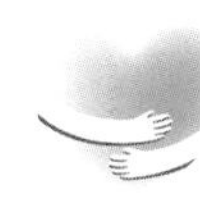

「爸爸走路常跌倒，乖乖在家比較好」

——「我是為你好」，往往是錯把限制當保護

張伯伯第一回來到診間時，我明顯感覺到他的抗拒，什麼話都不想說，表情很疏離，一看就知道是在家屬的勉強下被帶來看醫師的。既然患者本身採取不合作態度，我直接轉頭問張先生的兒子小張先生：「為什麼送爸爸來看診？」他用天要塌下來了的語氣說：「我爸這幾個月脾氣超差，每天都氣噗噗的。」

因為生氣而來看診？我疑惑地請他說清楚一點。

小張先生馬上來一句：「我都是為他好！」這句話透露出他也有點不安，果然他的描述是這樣的：「我爸走路常跌倒，所以我叫他不要出門亂走，在家中椅子上坐或床上躺，這樣不是很安全嗎？我是在保護他啊。」

我嘆口氣問：「所以，他整天光是坐著生氣嗎？」

小張想想後承認：「也不完全是這樣，好像是他要做的事情被我拒絕後，他才會生氣。」

這就是問題所在了，我不多加指責，先說起我與小孩們的互動過程來讓他多想想。

急著獨立的孩子們，與被說服的媽媽我

故事是這樣的，那時我的孩子們還小，國小下課後就轉往安親班寫功課，忙碌的我常在下午四點左右接到安親班老師打來的電話，一接起來就聽見孩子們在電話那頭大喊：「媽媽，我要回家！我把事情做完了，我可以自己走路回家。」而我總是說：「不行。」於是，孩子們就繼續被留在安親班內，直到我下班去接他們。他們是安全的，但絕對不開心。

孩子們漸漸長大，知道怎麼與大人談判，有天他們認真對我說：「媽媽，我們想要

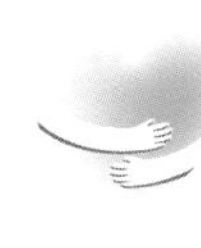

在安親班讀完書後就自己走路回家。你想想，我們常在週末就從家裡出發去籃球場打球，也會自己去書店買書或去圖書館看書，都是自己走路去、沒有大人陪。既然都是獨自出門、自己在外走路，那麼從安親班走回家不也是這樣？何況相比之下，從安親班走回家並沒有比較遠，你卻不讓我們自己完成？你說是為了我們的安全著想，可是我們也會做其他跑跑跳跳的事啊，難道其他事情就不危險？」

我這個做媽的，被說服了。

真切體會到了孩子們長大想獨立的心情，於是我和孩子們約定好，只要安親班老師確認作業已經完成，他們就可以留在原地等我下班去接，抑或自己走路或搭公車回家。我考慮到搭公車是一個選項，所以一開始還認真訓練他們自己搭公車，確保搭車過程沒有問題。孩子們倒是成長得很快，一發現藉由搭公車可以自己主動安排何時想移動，而不是被動地聽大人們的指令，他們很快地更進一步要求早晨上學也要自己搭公車去。我看著他們一步步成長，感嘆孩子們獨立速度超快，一嘗試過自由的滋味，他們就迫不及待想掌握自己生活的節奏，脫離了凡事都要和媽媽一起做、大小事都要同進同出的階段。

「老」，不是一瞬間發生的

我的孩子是這樣的，相信這也是社會上每一個人都會歷經的成長過程。聽我說故事的小張先生臉上就露出了回想起童年的表情。我提醒他：**即使父親年紀大了、不靈活了，但他是一個人，也有自己的生活想望**，他依照自己的節奏過了那麼多年的日子，現在卻因為家人說他老了、走動有危險，就開始限制他的行動和時間支配，難怪他要生氣了。

我不否認小張對父親的關心，來到我診間的許多兒女都是帶著怕老父母出狀況的關懷之心來的，只是他們多半忙碌於工作和各自的家庭、私人生活，往往是猛一回頭才驚覺，父母親怎麼突然衰老成這樣。驚恐下的直覺反應，就是希望爸媽待在家裡、什麼大動作都不要做。

老，從來不是一瞬間發生的。老是一個過程，在兒女們忙碌時，父母親的身心慢慢衰退，聽力、視力、肌力、肢體平衡等等能力都會每天退化。但退化是很隱微的，若非有家屬同住並每天有大量互動時間，甚至可能是察覺不出來的，直到許久不見、前來拜訪的親友一說才驚覺：父母果真老了。

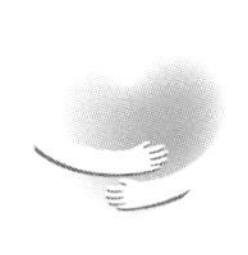

「我是為你好」背後，往往是錯把「限制」當「保護」

正因為老是一個經年累月、漸進式的過程，因此對於被歲月推著往晚年走的當事者來說，他在這個過程中也有了調整自己的餘裕，例如腿力沒那麼好了，那麼很自然地就會減少站立的時間，一進房間就自動找椅子坐下，或者精神差了點，即使是從不午睡的人也會想要午餐後躺一下。

我們可以說老人家也是在衰退的過程中，慢慢調整自己的生活步調和做事方法，只是這個過程常是兒女們看不見、未曾參與的，直到某個機緣出現，兒女們才猛然發現眼前的父母親，與自己長年來保存在心中的那個身處壯年又有活力的狀態大不相同，**受到驚嚇的子女這才手忙腳亂地開始為父母親的老年擔憂起來，只是很多時候會把「限制」錯認為「保護」，往往以「我是為你好」為由，剝奪了他們的自由。**

當兒女們自認「我的決定是最好、最正確的」，卻又忽略了長輩的想法和身心狀態的最正確評估，親子間的衝突就爆發了。眼前的張伯伯和兒子正是如此：小張先生希望我開藥來平撫老父親的怒氣，加上他讀過失智症十大警訊，裡面提到人格改變和情緒變化，於是馬上懷疑老父親有失智前兆，趕忙押著父親來看診，殊不知父親脾氣的起因可能和他自己怎麼對待父親更有關係。

小張先生的思考很直線：爸爸你乖乖照我的話做，不要出門、不要生氣，這樣我就不會帶你來醫院，你就不用吃藥。對他來說，只要乖乖照兒女的安排過日子就是好父母了。

我請小張先生換位思考：「有一天你也老了，假如那時你兒子突然覺得你老了，所以只要出門就需要他陪，不然不能出門；身上有點錢，卻連自己走去便利商店買點想吃的東西都被懷疑亂花錢；就算在家裡，只要端個湯或搬個椅子都會被大呼小叫說危險。人生也不過七十幾，卻像金絲雀被關在籠子裡，你願意嗎？」

小張先生很坦白地說：「我自己賺來的錢，老了卻不能隨心所欲地花、只能被管制在家？這樣還算活著嗎？」

我說：「那麼你知道要如何對待父親了嗎？」

擔心爸爸跌倒，卻也忽視了爸爸的不開心

小張先生還是有點不情願：「那我只要爸乖乖的、保持安全就好。這樣總行了吧！」

我一聽就知道他還沒搞懂重點，於是我問他「乖」是什麼意思。

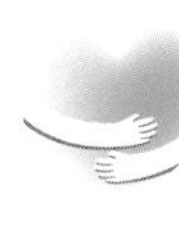

小張先生說：「乖就是讓我安心啊。醫師你不懂？」

我說：「我是真的不懂。讓我舉幾個例來確認你口中的『乖』是什麼意思。是說你爸待在家裡就是乖，出門就不乖？還是說他走路拿枴杖就是乖，不拿枴杖就是不乖？」

小張先生回答：「我爸拿枴杖走、聽我的話待在家不要出門到處亂跑，就是乖。」

我說：「所以結論就是凡事聽你的、讓你開心，就是乖。」我口氣一轉：「那麼你從小到大都一直聽爸媽的話、凡事照做讓他們開心嗎？」

小張有點不好意思：「怎麼可能？我也會熬夜、不認真讀書，最後還娶了爸媽都覺得不該娶的太太呢！」

我說：「他們都忍耐過你的不聽話，今天你也不過是擔心爸爸跌倒，就要把他關在家，甚至焦慮到帶來醫院看病，那麼爸爸的不開心，你理解了嗎？」

小張先生安靜想了一下，最後點頭：「我有點懂了。那麼即使我叫他要乖，他也是無法理解的。」

我說：「『乖』和『你要聽話』都是我們常掛在口中，卻又很抽象難懂的話啊。所以我常常都會換個方式說，例如『你要慢慢吃，因為你吃東西時常會嗆到咳嗽』、

『你在哪裡跌倒要記得跟我說，我來看看是不是在那裡要放一些軟墊或做無障礙設施』。說真的，你要幫張伯伯做肌力訓練，而不是一直阻止他行動啊。」

一同摸索理想的生活步調

我轉頭看看張伯伯，發現他的臉色好多了，於是笑著開導他：「伯伯，您的孩子很愛您，希望您平平安安、長命百歲啊。」

張伯伯語氣鬱悶：「我知道，他就怕我摔死，不然就把我關到死。」

我安慰他：「那麼我們找方法來訓練您的身體，讓您不跌倒，或者找設備避免您跌倒，甚至一跌倒就能快速求救，好嗎？這樣就能讓您出門做您喜歡的事情了。」

張伯伯眼神一亮：「那麼我就可以出門了？」

一旁的小張先生此時終於鬆口：「我們一起想辦法讓你有更多重的保障吧，至少知道你一跌倒還可以馬上求救，我也能安心一點。」

看著眼前兩張相似的臉龐，我知道這是對很有愛的父子啊，只是晚輩由於對衰老的錯誤理解，導致用了錯誤的方式來照顧長輩，只要懂得調整心態和方法，就可以重拾

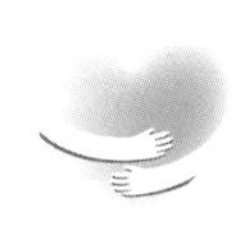

父子間的親密感情了。

其實，長輩隨著年紀增長，一定會漸漸走到需要人陪在身旁，甚至無法出門的那天，所以兒女們希望長輩多待在家中的想法也是可以理解的，只是這個過程能不能慢慢來呢？

一步一步地調整範圍和程度，而不是突然一聲令下就剝奪了自由，任誰都受不了這樣的對待，而這當然也就達不到我們想要好好照顧父母，讓他們安享晚年的目的了。

乃菁醫師與你一起探索

限制裡，有愛，還是礙？

記得有一次去荷蘭參觀失智症的安養中心，我看到一個走路歪歪倒倒的奶奶，忍不住詢問大家為何不幫助她。工作人員笑咪咪地說：「她沒有請求協助啊。我們尊重她的決定，不主動干涉她。」我們也看到一群失智症長輩在二樓陽台欄杆旁，跟我們這些路人揮手。又再一次忍不住問：「這欄杆安全嗎？長輩會掉下來嗎？」工作人員依舊笑咪咪地說：「這麼多年來都沒事喔。」

從小到大，我們很容易被我們的擔心所綑綁，於是為了安全，擁有決定權的人，有時候是父母，有時候是成年的孩子，就會替相對弱勢的孩子或是老父母決定他們要如何吃、如何過生活。但是，我們喜歡被決定跟被管理嗎？在退化的過程中，被決定跟被管理又要如何與尊重並行，真是一門不容易的學問。

如果是在以愛和尊重為前提的情況下，一起討論、決定被照顧的模式，也許親子之間的衝突能夠少許多。人一定有萬一跌倒或是發生危險時，雙方都要能理智地理解，而不是陷入情緒化、無意義的責罵狀態。

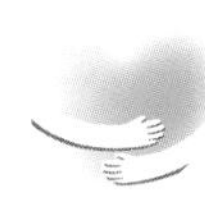

與其督促他做復健，不如為他找誘因

——不拘泥用詞與方法，溝通就能更順暢

我的孩子還小，兄妹間爭執難免，那天我要帶他們上學，在往停車場的路上就發生了這一幕……

「妹妹，你走快一點！你要害我遲到了。」哥哥大吼。

幼小的妹妹根本不急，依舊一邊唱歌一邊跳舞，慢慢走。

哥哥的聲音愈來愈大：「你是豬嗎？只有豬才動作慢！」

妹妹根本不理他，繼續唱自己的歌，仔細一聽，她口中唱的是「好樂團」的歌，歌詞重複著：「我是沒有用的年輕人……我是沒有用的年輕人……」

這句話刺激到哥哥，他大吼：「你果然是沒有用的年輕人！」

就這樣，走去取車的短短路程中，我看著暴跳如雷的兒子和故意慢條斯理走路的女兒起衝突。等到大家都上車坐好後，我拿出耐心開始問兒子：「**你想要快，但你用罵的，有用嗎？**」

哥哥怒氣絲毫不減：「是沒有用。但妹妹真是笨蛋，害我每天都不能早點上學！」

我說：「下次你換個方式看看，你不要罵她，改和她比賽看誰快。重點是你要落在妹妹後面讓她當第一名，我保證到時她會連滾帶爬一路往前衝。」

兒子半信半疑看著我：「媽媽，這樣有效嗎？」

我對他微笑：「你試試看嘛！」

隔天上學時間到了，兒子踏出家門後，不發脾氣，而是在等電梯時就對妹妹說：「我們來比賽，誰先到車子那邊，誰就是第一名。」小女兒的興趣被激起來了，馬上同意，一路上蹦蹦跳跳往前衝，甚至讓我和兒子幾度喊：「慢一點，等等我們啊。」沒幾分鐘，小女兒就站在車子邊，大家馬上可以出門了。

坐上車的兒子對我眨眨眼：「媽媽，這個方法很不錯。」

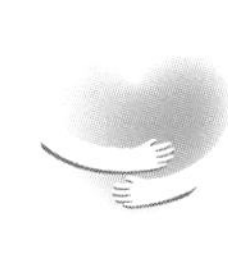

我說：「所以啊，你覺得達成目的重要，還是一直罵重要呢？」

兒子說：「當然是達成目的。」

我說：「對啊，所以我們不要用硬碰硬的口氣罵『你快點，這樣會害我遲到』。因為妹妹覺得『你遲到』這件事對她本身沒有影響，她當然不在乎，但是『和你比賽』對她來說就有關係，『要贏』變得很重要，所以她會拚命跑到車子旁邊好贏過你，如此一來你想快點出門的目的也達到了。更棒的是，你沒有生氣，妹妹也沒有被壓榨的感覺，她還因為勝利而開心，對嗎？」

兒子點點頭，自此找到好方法，每天出門不需要罵妹妹，反而可以一起蹦蹦跳跳地度過到停車場的這段路。

孩子的故事，讓我想到我照顧的失智患者與家庭，類似的場面還真是不少呢。

換個說法，讓溝通更流暢

我也很想對照護者們說：**與其用患者無法接受的名詞，導致患者連想都沒想就心生排斥，還不如用患者可以接受的說法（即使這個說法是非主流的、少見的）來達成目**

的，不是嗎？

舉例來說，照顧過程中，大家都需要面對死亡的陰影，特別是失智患者多為高齡年長者，此時要如何談生命最後一段路的安排，醫師的角色就很關鍵。假如有位醫師問家屬：「您母親是否要接受安寧照護？」家屬不見得聽懂，甚至連聽都沒聽過，此時「安寧」兩個字，可能會讓家屬一頭霧水，或者如猛然遭受雷擊般的大受打擊，心中想著：「什麼，這麼快就要談這個了嗎？我家長輩這麼糟了嗎？沒救了嗎？要被放棄了嗎？」

對不懂的人來說，一個陌生的專有名詞可能引起許多錯誤的想像。

那麼，我們能不能換個方式來處理呢？例如照護還是安寧照護，本質不變，但醫師在與家屬溝通的過程中可以說：「我是來協助改善疾病痛苦的。」或者，若大家對嗎啡有錯誤的負面印象，那麼在與病人溝通時不用「嗎啡」兩個字，改說：「這是一種植物提煉的止痛藥。」

如此一來，藥物和照顧模式都沒改變，但因為換了用詞和溝通方式，家屬內心的排斥感就會削減不少，醫病間可以開始建立比較好的關係。等雙方的互信建立起來，醫療人員就可以選擇適當的時機，帶領大家理解安寧照護怎麼進行，以及安寧照護能提

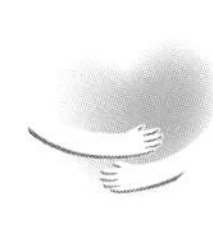

供患者怎樣的身心靈陪伴，改變大家誤以為的「放棄治療」和「等死」想法。

關於「復健」，也能換個角度思考

我常在診間聽見家屬和病人起衝突，但有一對夫妻，就是改變了溝通方式來減少衝突的好例子。

這對夫妻中的患者是五十六歲中風的先生，他非常想要出國玩，但是太太不停對我使眼色、遞紙條，努力要傳遞：「千萬不要同意他出國，很危險。」

患者賭氣似的說：「我活著，但現在的我不能工作，若是連想玩都沒辦法，那我就像廢物一樣，沒有生活目標啊！」

他的話打動了我，於是我認真地與這對夫妻展開對話，最後弄清楚太太是擔心先生在出國過程中發生危險，加上先生本身進行復健的意願不高，所以她怕先生不能走，光靠她來幫忙推輪椅，太累了。而患者則是覺得反正什麼事都被禁止，活著也沒有目標，那麼就算努力復健又有什麼意義呢？

與其一味要他做復健，不如為他找誘因

話說開了，理解了夫妻雙方的心意後，我們協調出一個目標：若患者本身可以用枴杖自行走路，他太太就同意帶著他坐郵輪出國玩。如此一來，雙方的需求都獲得滿足，心中的擔憂也能被理解。

三個月後，我見到這位先生拿著枴杖走進診間，希望我開立診斷書讓他可以順利出國。我又驚又喜，二話不說馬上開立診斷書。

這對夫妻快樂地出國玩了一趟，回來後還保持這樣的心情持續努力，患者認真照顧身體，希望可以和太太繼續到處遊玩。他理解一旦沒把身體照顧好，他就會失去玩樂的自由。同時，當他的身體愈來愈好，太太對他的生活照顧就會愈輕鬆。

這個過程讓我想到醫師們常喜歡勸患者要認真做復健，患者聽到好多人叮嚀他做復健，卻沒辦法說出真正的心情：「**我做復健、身體好起來，到底是為了做什麼呢？**」此時與其拘泥在「復健」這個醫療用語上，還不如改個方式，用大家都能懂也能接受的方式來說明，更能達成目的呢。

不論是家人間的日常互動，或者長期照顧中的疾病照護，我相信很多面向是互通的。期望大家都能達成每個人想要的目標，不論是短期或者長期目標，重點都是達

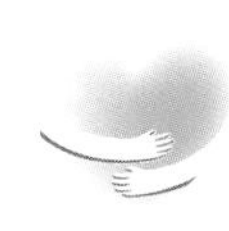

成，而達成的路徑並不只有一條既定的道路。許多時候我們可以運用不同的說法和做法，讓大家在減少紛爭和誤解的前提下，以更省力的方式達成目標。

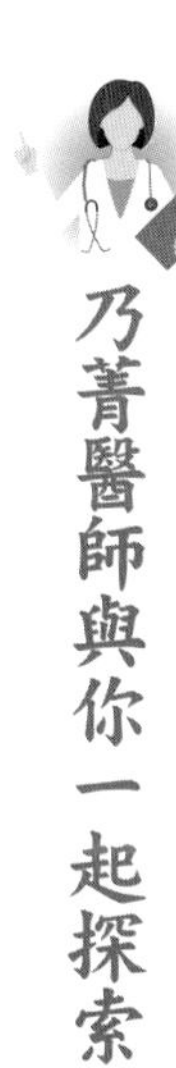

乃菁醫師與你一起探索

找出吸引小白兔的「紅蘿蔔」

大家會在乎跟自己沒關係的事情嗎？我想，大部分的人都不會在乎跟自己沒關係的事。但是，如果這件事情跟自己有關係，那緊張跟在意的心情就會產生。

長輩的看診過程中，我最常聽到家屬抱怨：媽媽都不肯出去運動，也不動腦，整天在家無所事事。

換個角度思考，對家中的長輩來說，運動跟動腦的目的是什麼呢？假如連我們都想不起一個目的，那長輩當然也想不起目的。想當然耳，他對於運動跟動腦沒有興趣也是合理的。所以，我們應該要**設法找出運動的意義**。

舉例來說，長輩有體力就可以幫忙照顧小孩；有腦力就可以陪孫子讀書，讓孫子課業蒸蒸日上，讓他心愛的子女，也就是你，少一點煩惱。出門還多一件可以炫耀的事：「我這把年紀，這孫子的數學可都是我教的呢。」

如果他有想做的事情，那就是能吸引小白兔的「紅蘿蔔」。例如，要訓練肌力，這樣才能去他想去的地方旅遊，才不會跟著遊覽車一起顧停車場。用類似這樣的方式，誘發長輩的動機；找出我們希望他變好的部分與長輩想做的事情之間的關係，長輩也將因著這份關係而有了努力的動機。

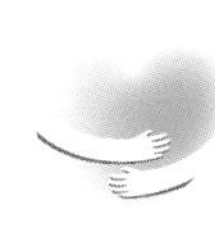

堅持外出工作的阿公，為什麼有理說不清？

——對待失智者，講道理不是最好的溝通方式

小女兒四歲了，睡著時的容顏是天使，但使起性子來也會帶給大家一種有理說不清的火氣。偏偏我這個當媽的也不想敷衍，期望能好好講，幫助她懂事，於是母女間爭執難免，前幾天晚上就發生了這樣的事情。

起因是隔天早上是爸爸送她上學的日子。我們家大人們輪流帶孩子們去學校，這件事已經施行一段時日，但四歲的小女孩儘管經過了一年這樣的形式，還是不想接受。我明白這是被照顧的人，不分年紀大小都會有的共同心理，因為長時間和主要照顧者

相處和互動，因而產生依賴和不想分離的情緒（對我的小女孩來說，這個人就是我這個當媽媽的）。

於是，晚上臨睡前，小女孩纏著媽媽問：「明天是誰送我上學？」

我說：「是爸爸啊。」

她失望地問：「媽媽，不能是你嗎？」

我說：「依照慣例就是輪到爸爸。明天是媽媽固定開會的日子，若還要帶你去上學，我會來不及去開會的，所以明天是爸爸帶你去。」

得不到想要的答案，小女孩只好不情願地說：「那麼我早上一定要看到你，跟你說再見，之後你才能出去上班喔。」

我看看牆壁上的時鐘，在這段反反覆覆的母女糾纏中，時間不知不覺過去，轉眼間已經快十一點了，我猛然驚覺從九點我就陪著她躺在床上，東拉西扯、好言對待，就是希望她快點入睡，沒想到都過這麼久了，她還是爭執不休。

我的火氣漸漸上來：「你再不睡覺的話，明天你是不可能看到我出門的，因為睡眠不足的你會很累，就會一直賴床。」

女兒沒乖乖閉上眼，反倒大哭起來：「你對我說話這麼大聲！」講了半天又是鬼打牆地回到她的要求：「明天我要跟你說再見，我早上一定要跟你說再見！」好長一段時間都是無理取鬧的狀態，直到終於哭累了，一把鼻涕一把眼淚地說最後一次：「我明天要跟你說再見……」

早已累翻的我，只好拋掉想用「邏輯」和她討論「真實狀況」的想法，簡單回答：「好。」四歲小女兒這才心滿意足地入睡。

看著她睡著的天真神情，我卻開始睡不著了，腦海中想起的是日間照顧失智症患者和家屬的過程。

放下「講道理」的執念

照顧失智症長輩和照顧不懂事的小孩子，兩者間頗為類似啊。有時候，主要照顧者企圖用講理的心態來與患者溝通，就容易造成彼此間的衝突。就我的觀察，照顧者常陷入的執著包括：

- **努力想和患者就一件事情的對錯或真假來說個清楚。**

・企圖說服患者理解他的某個要求是否真有辦法執行。
・拚命解釋患者當下身處的情境和他腦中所理解的並不相同。

舉例來說吧，失智據點常見的狀況之一就是失智患者來參加早上的課程，可是他會暗中注意牆上的時鐘，一見時間走到十一點半，就會開始出現坐立不安的狀況。過沒多久，就頻頻發問：「要下課回家了嗎？」導致課程好幾回被打斷。

後來，有經驗的工作人員想到好方法，他們將時鐘調整為指針一走到十一點就會自動停止，於是患者們怎麼看都離下課時間還久，也就安心繼續上課，不再出現不耐煩的行為表現，課程也能順利進行了。

堅持外出工作的失智阿公

另一個例子是一位早已退休多年的失智阿公。

近來他隱約覺察到家中經濟狀況有變化，於是開始想著要賺錢來幫助家計，但他早因病症忘了自己當下的身心狀況，只會每天早上纏著家人說要出門找工作。家人趕

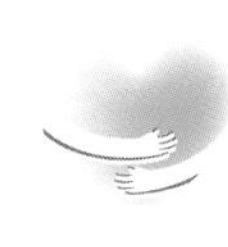

忙勸阻：「你生病了，老身體不行，不能出門工作。」阿公立刻生氣反駁：「是有多老?!我好手好腳，講話清楚流利，我可以上班的！」

就這樣，患者和家人間爭持不下，後來阿公還趁家人不注意偷偷溜出門。他想自己去找工作，但現實是他的失智症已經到出門回不了家的程度，於是迷路的狀況發生。且因為家人阻止，所以他在晚上溜出去找工作，還在夜晚迷路而遭遇危險。

面對這樣的患者，家屬的疲憊和無奈，我其實很能理解。他們常抱怨：「為什麼我爸說不聽，總是吵著要出去工作啊?!」就像我也無法理解為什麼四歲的女兒吵著非要在我出門前互道再見不可。

雖然失智了，還是想照顧家人

女兒雖年紀輕，但她堅持起來倒也讓我另眼相看。

隔天一早，明明還很想睡的她憑藉意志力，自己起床後帶著大大的笑容跑來找我，「媽媽，我微笑地看著你，跟你說早安。」

我也微笑回應：「早安。」

她說：「現在我去整理全家的餐袋，你再睡一下，不要太累。」

看著她小小的身影，我突然理解到，她正在用她的方式表達對我的愛，才會堅持「早上說再見」。雖然是委婉、稚氣、有點笨拙的，卻是她小小腦袋中懂得的表達方式。那一瞬間，我接觸到小孩子的真心。

我想，那些被家屬抱怨「怎麼說也說不聽」的失智患者，或許也是這樣的吧！例如**想出門工作的阿公，就算他無法清楚理解自己當下的身心退化，他還是把自己視為一家之主，總想著要照顧家人——他還是那個愛家、顧家，希望守護家庭的父親啊。**

我曾經問阿公的女兒：「是不是家裡最近有經濟問題，即使大家都沒說，可是阿公還是或多或少發現了呢？」

阿公的女兒點點頭：「有可能。畢竟我們賺的錢不多，但爸爸生病，媽媽行動不方便，我和弟弟在家就常討論怎麼減少家庭開銷的問題，其實我們都很焦慮。」

我拍拍她的肩膀：「你爸爸之所以老是說要出門找工作，應該是他體會到家裡的經濟困難了。」

想一想後，我這樣建議：「即使你爸爸失智，體力也不好，可是他身為父親那種想要守護家人的心是沒有改變的。我想，若你們要讓爸爸都沒感受到家中有經濟困難，

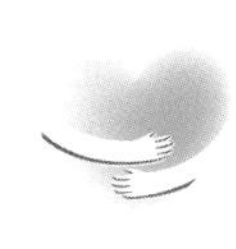

其實很難做到，還不如**找時間坐下來和爸爸好好溝通，幫助他理解現在家中用錢是有點辛苦，可是你們都會努力，所以不用他出門去工作；只要他好好在家就能減少你們的壓力，幫助到這個家了。**」

⋮

從失智家庭身上我總是學到許多，就如我在養育孩子們的過程中，我也愈來愈懂得主要照顧者的心態，也能理解被照顧者的想法。其實，不論是四歲的懵懂孩子，或是八十歲的耆老，不論是抽長中的生命，還是身心退化的高齡者，我們都是人，人性就是我們對家人有感情，因此很自然地我們會想要幫助家人，想讓父母兄弟和子女等一家老小都過得好。只是在我們的文化中，「愛」往往是做得多、說得少，很多時候更是說不出口或說不到位，因而讓家人誤解了。

所以，希望大家都能彼此體諒，多一點包容。很多時候沒說出口的話更真心，而焦慮的情緒底下也隱藏著滿滿的愛呢。

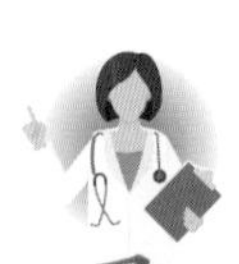

乃菁醫師與你一起探索

跟長輩用愛就好，不要講道理

有一次，朋友跟我說起這樣一個故事：「一個八歲男孩看到桌上的Pizza被吃了一塊，他大怒喊著：『誰吃了我的Pizza？』阿嬤急忙跑出來說：『抱歉，我剛剛太餓，吃了一塊。』男孩說：『你怎麼可以沒經過我的允許，你要向我道歉。』阿嬤因為愛孫，不假思索地就立刻道了歉。」

朋友說：「這孩子真有邏輯，這麼小就有物權概念。」

我說：「他阿嬤吃一個Pizza就要道歉？孩子沒錯，但是整體上怎樣說起來，我都覺得好怪。」於是，我問朋友：「你覺得感情重要，還是是非重要？」

朋友說：「雖然我理解這孩子，但是現在的我已經不像年輕時的思維了。年輕時總覺得是非對錯很重要，但現在的我，多了些柔軟，也理解有些時候只要不是影響生命或是危急的事情，就讓它過去吧。孰是孰非，沒有那麼重要，傷害了感情就是永遠的傷

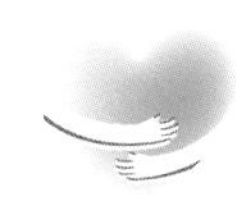

害。」

如果我們能把感情的重要性放在更前面一點，每次快生氣的時候，先冷靜想想，如何在愛、憤怒、衝突與原則之間拿捏得宜，也許我們跟長輩還有孩子之間，相愛的記憶會更多，擁抱會更多，愛的語言會更多；因為講道理而造成的無心傷害會更少。

抱怨身體痛，卻又查不出原因？
——「愛」，是心因性小病小痛的解藥

從醫多年，很多事情開始見怪不怪，比如常有患者描述自己胸悶、頭痛、肚子或肌肉痛，一連串檢查做完，才發現源頭來自生活上的不良習慣或姿勢，或因為心靈上的緊張或壓力。

但心理因素引發生理上疼痛的經驗，我是到帶孩子去打預防針的那天才終於有了全新的體會。

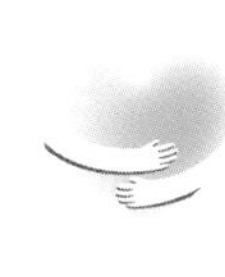

從女兒的故事開始說起

那天小女兒打預防針的行程一如以往，過程中沒有特殊之處，我們輕鬆快樂地回家，之後也沒聽她抱怨有什麼問題。三天後，她的學校要舉辦母親節慶祝活動，我恰好有事，所以請我的母親代替我參加。

女兒很認真對我說：「媽媽，我會替你好好照顧阿嬤，讓阿嬤知道我們很感謝她，會好好孝順她的。」

我邊聽邊笑，心想這小孩長大了，懂得說出媽媽愛聽的話。

當天下午，我媽媽打電話來回報狀況，語氣中帶點憂慮：「小妞沒有平日開朗，不放聲大笑，也不見平常嘻嘻哈哈的樣子。」我媽媽擔心是不是因為由她代表出席而讓孫女感覺失落了。

起先我不以為意，但隔天我去接她放學回家，老師特別攔下我，說小女兒明顯有落寞的情緒，她判斷是因為小女兒很羨慕許多同學都是由母親來接回家，但我因為工作忙碌，常要委由阿嬤來接。雖說班上也有幾位同學是由阿嬤來接的，讓小女兒不顯得孤單，但她很明顯還是羨慕有媽媽來接的孩子。

說著說著，老師特別加了幾句：「她哭著說打針的手很痛，但我仔細看了一下，手應該沒問題。我想也許是說不出傷心的情緒，所以心痛變成手痛吧！」

懂事女孩的真實心情

此時我終於看見五歲小女孩真正的心情。她已經懂得媽媽很忙、期待她乖乖聽話，所以她自主地知道要講出大人想聽的話讓母親開心。但她畢竟還是五歲小孩，心理的情緒還是壓不下去，便轉為覺得手痛，因此我在母親節活動後好幾次聽她說：「打針的手痛，媽媽抱抱。」

我明白小女兒自覺該長大了，不好意思說出對母親沒出席的失望和傷心，便轉為用手痛來向母親撒嬌，想用抱抱來尋求媽媽的愛。於是我不說破她是心理因素而感覺痛，反倒同理她的手痛，加上很認真地回應她的要求，女兒的心情獲得安慰，幾天後就不再喊痛，手痛事件就這樣平安落幕。

我看著女兒開心大笑、蹦蹦跳跳的身影，知道是自己工作忙碌讓她失望了，但希望她能懂得我無法陪她的時間並沒有浪費，因為我照顧的長輩們也有類似的狀況。他們也會透過說出自己身上這裡痛、那裡不舒服，來傳達出「我需要被關心」，關鍵就在

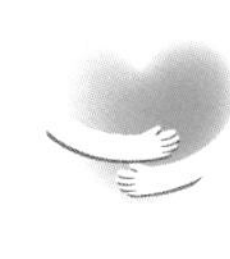

於身旁的人能不能看懂，能不能適時回應他們對愛的索求。

全身不舒服，卻檢查不出病因的奶奶

張奶奶就是如此，她堅持每天都要到醫院看病取藥，原因從喉嚨痛、頭痛、眼睛痠、眼睛累，到肩頸痠痛、背痛、關節痛等各種疼痛狀況都有。受不了的小張先生乾脆帶母親入住鄰近醫院，做個大檢查，但東查西查又看不出有大問題，醫師便請他們出院。張奶奶被家屬帶到醫院門口，坐上車的她理解兒子是要帶她回家，馬上大叫：「你們帶我回家，就是要我等死！」

小張先生一聽就火大了，除了因為住院這幾天奔波勞累外，也因為醫師解釋病情時總是說沒什麼特別的問題，讓他擔心醫師是不是覺得這一家人是沒事找事故意來住院的，難免自覺羞愧。

小張先生爆發般地吼回去：「你不要再胡鬧了！人家都以為你裝病，你感覺不到嗎？」他開始叨念媽媽是家中的武則天，不講理到連媳婦們都不想照顧，只剩下兒子們不得不管她。

張奶奶一聽，哭得更兇了：「我好可憐啊，我一個守寡的女人養大你們幾個兄弟，現在我身體不舒服，你們卻等著看我死。」

那天是回家了，但日子過得吵吵鬧鬧終究不是辦法，於是張奶奶的兒子們決定釜底抽薪，把母親送到醫學中心。我就是在這樣的機緣下，成為張奶奶的醫師。

「我媽就是不想讓我們好過……」

初次看診時，我發現張奶奶是一位精力飽滿，但滿口抱怨著全身不舒服的老人家。至於家屬代表小張先生，早就把媽媽不斷要求就醫、住院檢查又沒問題等種種狀況描述給我聽。他懷疑母親有早期失智的跡象，因為她老是重複相同的話：「我頭痛、眼睛乾、喉嚨痛、敏感、背痛、腳痛、關節痛……」

小張先生嘆氣：「我媽就是不想讓我們好過。」

我說：「要記得不論是不是失智了，她還是你的母親。再說，假如她真的失智了，往好處想就是她的心智還沒退化到無法表達呢！如果她沒失智，卻一直說同樣的話，代表她的痛苦沒有被緩解，不管是生理上真實的痛或是心理上引發的，總之她的確感

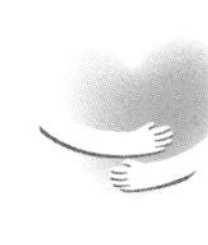

受到痛，就應該要來處理。」

我勸他按捺下不滿的情緒，先一起弄清楚張奶奶真正想要的是什麼。

讓她知道，自己是被愛著的

我問張奶奶：「阿嬤，你痛到跑了好多地方看病卻都看不好，為什麼啊？是藥物不夠好嗎？」

張奶奶驚訝了：「還有更好的藥嗎？」

我說：「沒有，因為你現在吃的就是最好的藥啦！你兒子們好孝順，總是告訴我要開『最好的、最有效的、最貴的』的止痛藥給你，他們都好關心你啊。」

張奶奶笑了：「這樣啊，難怪我住進來這裡就感覺好很多。」

我說：「聽說你老公很早就死了，你一個人養大三個兒子一定很辛苦！但也因為這樣，這三個兒子都好孝順，輪流來這裡照顧你，而不是請別人來，現在已經很少看到兒子這樣照顧媽媽了呢。」

張奶奶更開心了：「沒錯，以前我是幫別人煮飯，週末還要接總鋪師場，一直煮個不停，很辛苦才把他們養大的。我身上的痛應該是年輕時太累而累積下來的啦！」

我說：「阿嬤啊，該做的檢查，其實你在別間醫院都檢查完了，看來都沒有問題。那麼我就依照你三個『孝順又愛你』的兒子們的意思，給你最好的藥，再特別幫你調整一下，觀察個兩天，要是你身體好一點，就讓你帶這些藥回家好嗎？」

張奶奶馬上出現遲疑的神情：「我兒子有那麼孝順嗎？他們都跟我吵架，罵我是武則天。」

我說：「有啦！你一個人那麼辛苦，他們都看在眼裡。你想想啊，如果他們不愛你，就不會陪著你一間醫院換過一間。你住院時，他們再怎麼累也陪你住院，不是嗎？」

張奶奶有點害羞了：「其實他們都很孝順啦！小時候都很聽話，沒有讓我煩惱過，說起來我是個幸福的媽媽。」

就這樣突破奶奶心防，兩天後，張奶奶的兒子們帶著老媽媽順利出院回家。幾天後回診時，張奶奶明顯好很多，還不忘對我細數兒子們有多孝順。

「愛」，是心因性小病小痛的解藥

不論是討拍的張奶奶、抱怨打針痛的女兒，或是其他因心靈沒被滿足而轉為抱怨生理疼痛的患者們，其實本質上是差不多的：**大家都想要家人的關愛，卻又往往因為不習慣而彆扭地不直白說出感受，於是就會轉個彎，以身體不舒服等小症狀來引起家人的關心。**

當家人有這樣的狀況，首先我們要確認是不是真的身體有問題，老人家會抱怨就是警訊，不可輕忽。

但若檢查後確認是起因於心理上的問題比較多，那麼就讓我們以愛來當最好的解藥吧，只要我們多表達出關懷和重視，就能發揮神奇的功效呢。

於是回家後，我認真對小女兒說：「如果你真的很期待媽媽去參加活動，你可以坦白跟媽媽說你希望媽媽去陪你，不需要假裝阿嬤去也很好，也不用說你可以幫我孝順阿嬤。你這樣說讓我很開心，但媽媽會不明白原來你是那麼想要媽媽去參加。我是你媽媽，我非常希望你開心，所以你坦白說出你的想法，我會努力做到，因為只有你真正開心了，我才會開心喔！」

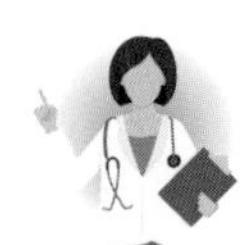

乃菁醫師與你一起探索

也許是因為教育、害羞或是風土民情等等緣故，我常看到長輩們心裡最想要的、最希望家人做的事情說不出口，卻總是期待家人給自己來一個驚喜。而真實情況就是，雖然七彎八繞地還是繞到了長輩真正希望的結果，但是這中間曲折的過程，讓雙方都疲憊不已。

說不出口的「討愛」

那個期待，可能只是希望有家人陪著，也或許是希望家人能擁抱一下。彎曲的說法就是：「媽媽你去忙沒關係，我可以自己上課，我已經長大了沒問題喔。」然後，心理一直希望媽媽會突然驚喜出現，再因為媽媽沒有驚喜出現而失落。但如果換一種說話方式：「媽媽，我想當貼心的孩子，但是我也很想你跟我一起去上課。」接著媽媽再說「好」或是「不好」，其實這樣雙方心裡都會多一份篤定。

失智症的奶奶，東看病西看病、東住院西住院的原因，也是這樣就可以看到孩子們因

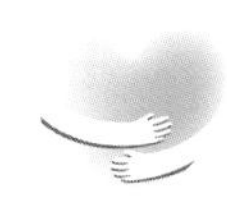

為她生病不舒服而忙碌，是一種充滿愛的表現啊。

為了減少長輩用住院跟身體不舒服來吸引孩子注意，不如排個班表，大家輪流，在家裡用心陪伴他，讓他不需要花招百出地吸引家人關注。

愛我，就要照我的話做？

——有時，不聽話也是一種愛

女兒還小，對於愛的感受很強烈，但理智性思考能力就還不是那麼成熟，當我對她大聲說話，或是指正她做錯事，她就會心裡不舒服：「媽媽，你愛我嗎？如果你愛我，為什麼你要對我大聲說話呢？你應該要一直讓我高興啊！」

我板起臉：「因為愛你，我才會告訴你哪裡做錯了啊。」

女兒根本聽不進去：「可是我不開心，不開心我就感覺不到被你愛著啊。你一定是不愛我，才讓我不開心。」情緒上來的她馬上找個角落坐下來哇哇大哭，一副「都是

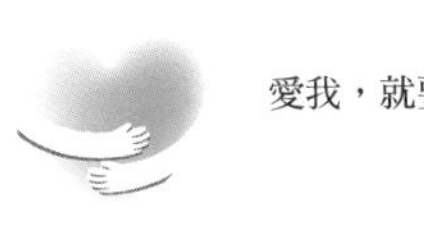

你害我哭」的態勢。

我在心裡掙扎：到底要怎麼做才能讓她理解，並不是順從她才叫愛？於是我不厭其煩地解釋：「在家裡，我可以都聽你的話，讓你高興。但是一整天內，你和媽媽相處的時間很短，幾乎只有下課後、回到家的晚上幾個小時。其他時間，你有老師和同學要相處，以後你長大了，更會歷經上班工作以及結婚另組家庭，如果都要大家聽你的話你才會高興，那你不就會一天當中老是處在不高興的心情中？到時你會覺得全世界都不愛你喔。」

哭累了的女兒順著台階下，她幽幽地說：「媽媽，我愛你，我會聽你的話。」

我馬上說：「你聽我的話是好，但這不一定代表就是愛我，你也可以聽話但不用愛我啊。」我故意重複一次：「你可以這樣說『我愛你，所以我不聽你的話』。」

女兒聽得迷糊了：「不聽話是愛，聽話也是愛，我搞不懂。」

看著女兒小小的身影，我知道對年齡還小的她來說，現階段要理解真是有點難度。但話說回來，愛怎麼表達，對成人來說也不容易啊，可說是不分年齡、自幼至長的一生難題。

「我想一直跟她在一起」VS「我需要自由」

就拿我在診間經歷過的失智患者和家屬來說吧，陳先生和陳太太就曾發生過類似的故事。

陳先生是失智患者，尚在病症早期的階段，所以記憶力有退化的狀態，但生活自理上還沒問題。唯一讓陳太太苦惱的，就是陳先生在生病後會像個孩子黏著母親般，整天都緊跟在她身旁，導致陳太太感覺自己被緊迫盯人，壓力很大。「我先生整天黏著我，我什麼事都做不了，只要我離開一下子，他就會猜忌我去跟別的男人在一起。陳醫師你說，這樣日子要怎麼過下去！」

我轉頭看陳先生，他一臉理直氣壯：「我想一直跟著她，但她都不聽我的話。」

陳太太很沮喪：「我想要自由。」

我只好試著扮演心理師來開解夫妻倆的感情：「想一直在一起，是因為愛嗎？」眼前兩位均已年過六十的老夫老妻，瞬間安靜了。

我說：「我女兒一秒鐘都不想跟我分開呢，她說跟媽媽一起會很有安全感。我相信談戀愛時，大家也都會想跟喜歡的人時時刻刻在一起吧。」

陳先生說話了：「其實我想一直跟她在一起，但也要她願意，我才會覺得她重視

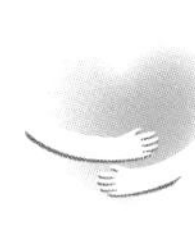

我、愛我，是我的太太。」

陳太太反駁了：「只有被信任，讓我能自由地行動，我才覺得是愛。」

那天在診間內的簡單談話，沒辦法立刻解決問題，但我希望至少開啟夫妻間討論的可能性。當然陳太太比較辛苦，畢竟陳先生剛確診失智症，還在病程早期的他無助脆弱，就如同孩子般沒有安全感，難免要倚賴老伴，而陳太太正是他長年來最信任的人啊。

失智者也想要有「被需要」和「被重視」的感覺

對家人的信賴也不是只存在夫妻之間，我的另一名病患家屬張小姐就曾告訴我：「爸爸都不聽我們勸說，搞得全家快發瘋了！」原因是確診失智症的張伯伯，每天都在家中翻箱倒櫃把全家人的印章找出來，接下來又擔心印章和銀行簿子放一起，會被外人拿去亂提領，於是偷偷把印章藏在家人難以想像的角落。

我暫且不評論，反倒問問張小姐，她心中爸爸的形象是什麼樣的呢？

張小姐說：「從小到大，爸爸給我的最大印象就是他坐在書桌前，一絲不苟地整理家中的帳本和財務。爸爸就像大大的一座山，是家裡的經濟大總管。」

我請她想想過去和現在的對比，張小姐說：「也許，爸爸還是想成為過去的自己，可以被全家人依靠，可是現在的他沒辦法做得那麼好，於是他想維持像山一般的可靠形象，卻控制不住自己出現混亂的行為，比如找印章、藏印章就是。」

我問：「你們近來曾指派給爸爸一些任務嗎？或許可以讓他透過做點事來獲得成就感？」

張小姐睜大眼睛：「需要做到這樣嗎？他老了，還失智呢。」

我笑笑說：「我女兒年紀小，卻是家中的打掃公主，如果不讓她幫忙打掃，她也找不到她自己的重要性呢。」

張小姐說：「所以，我爸爸想要有『被需要』和『被重視』的感覺嗎？」

我點點頭：「每個人都需要吧。況且你爸爸以前像山一樣支撐著全家人，現在的他儘管退化了，內心那個想當父親的價值感還是在的。」

相信張小姐聽懂我要表達的意思：**也許張伯伯翻箱倒櫃搜尋的不是印章，而是他身為一家之主的尊嚴，更是他想被家人所愛和重視的感覺。**

放手讓他過想過的生活，也是愛

再說王先生吧，他今年六十五歲卻已臥床超過三十年，起因是當兵時聽說往某條水溝跳下去就非死即傷，年少輕狂的他不相信命運這兩個字，偏要反著來，加上旁人的起鬨就跳了，但這一跳馬上傷到頸椎腰椎了，自此雙下肢癱瘓、大小便失禁，只剩雙手以及呼吸功能還算正常。

王先生也曾灰心喪氣到想自我了斷，但他的母親苦苦哀求，讓他想起自己很早就失去父親，家中孩子就是他和姊姊兩人，若他走了，母親會有多孤單啊。他捨不得母親傷心，這才接受了以臥床狀態與母親一起生活的現實。

隨著年紀的增長，王先生體力變差，某次感冒造成呼吸衰竭，讓他不得不接受氣切，幾乎在同時，王媽媽中風倒下，於是家中馬上搬進兩張電動病床，一人躺一張，照顧重擔全落在姊姊身上。

王先生對去居家訪視的我這樣說：「過程中，我好幾次想死，可是媽媽總是說：『你可以等我死之後，再死嗎？』我知道我媽媽很愛我，所以我不能不聽話，如果我再說要去死，那就太不孝順了啊。」

王先生堅持了兩年，兩年後王媽媽過世了，家中就剩下他和不時來探訪的姊姊，而我依舊持續居家訪視的服務。讓我訝異的是，現在的王先生並不像過往那樣整日在家中待著，即使雙下肢癱瘓、身上帶著氣切管，王先生倒是不時騎著電動輪椅出門，短程是去買點東西吃，長程是去打麻將，許多時候一出門就是八小時呢。

他的姊姊用很驚嘆的口氣告訴我：「他出門跟人家上班一樣地認真，總是早餐吃飽、抽完痰、上完廁所，之後就駕駛著他的電動輪椅出門去，往往是晚上吃飽喝足、玩夠了才回家。這樣生活的他，即使血糖數值非常高，但他根本不在乎，其實啊，我也覺得沒關係。」

我很同意：「有生活目標才重要，出門開心總比只能整天躺在床上、要死不活的好。」

姊姊笑了：「沒錯，我看他開心地出門、心滿意足地回家。總覺得這兩年，他才活得像個人啊。」

我轉頭問王先生出外交通還安全嗎？他不直接回答，換個方式巧妙地說給我聽：「我剛癱瘓的時候，心裡好怨，總是想去死，可是我知道我必須陪伴母親，所以我就躺在床上好幾年，就當是完成一個任務。最近，我的任務完成了，我也想開了。我覺

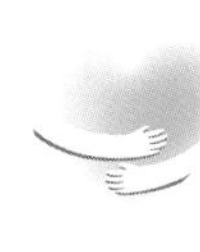

得任務完成後，即使死了也沒關係了，就算是在外面吃飯被嗆死、在路上被車撞死都沒關係的。」他強調：「我想啊，人的生命很長，可以分成好幾個階段，人在每個階段都會有不同的想法。現在的我生活得心滿意足，可以用期待的態度等待上天安排我回天上的時刻。」

他的姊姊也支持王先生這樣的看法：「他吃得開心，醫師你就盡量開藥來幫助他維持這樣的生活就好。生命來到這個階段，我們都覺得可以坦然面對意外的到來了，所以隨興生活、不要勉強。」

愛沒有標準答案

從與女兒的「愛不愛」和「聽不聽話」間的爭論，我的思緒飄啊飄地一路想過不同的患者和家屬間的爭執。人物場景或許不同，但仔細想來，癥結點都是一樣的，家庭內總不時上演關於何者是愛、做到什麼程度才是聽話的爭論。這其中並沒有一刀兩斷的判斷標準，有時候愛是聽話，也有那麼些時候，不聽話才是愛，更多時候是「即使我不聽你的話，但我依然愛你」。這其中的分寸拿捏，真的是要靠家人拿出耐心和智慧來巧妙應對了。

我希望我的小女兒能隨著年紀增長，一日日以更成熟的方式來面對愛與聽話與否的爭論，但**照顧者面對失智患者時，我們要明白患者隨著年紀增長只會更加退化，所以不要奢望患者會如孩童般日漸理解其中的差異**。相反地，我們可以用更圓融的方式來面對，體會到他們的「不聽話」或許也是一種愛的表現，正如我們也可能用表面應付但私下照做的「不聽話」方式來安撫失智長輩。

無論我們採取的應對方式如何，只要我們記得這一切的出發點是源自於對家人的愛，那就是最好的選擇了。

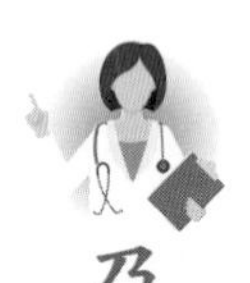

乃菁醫師與你一起探索

愛的核心是彼此尊重

我一直都有這樣的感受：「理解自己需要被愛（照顧、關心）的方式，也尊重別人愛

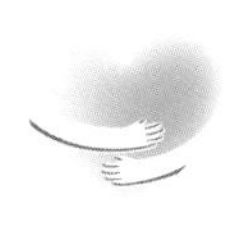

（照顧、關心）我們的方式，是一門超級困難的學問。」

有時候關心是愛；有時候，遠遠地看著是愛。重要的是，要能理解對方行為背後的動機是愛。

如果我們從小就可以在每一次人際互動之中，多花一些時間去理解對方，明白不同時間點，立場不同的雙方，觀點會有所不同，那麼肯定會對於不同時期的我們有所助益。當社會上的每個人，都是理解愛、懂愛，也懂得尊重他人，那老化的社會就不再可怕，因為那將會是一群成熟的人在互相支持、理解與照顧。

輯四

照顧大智慧

我們能選擇讓摯愛的親人做個被愛的失智者。

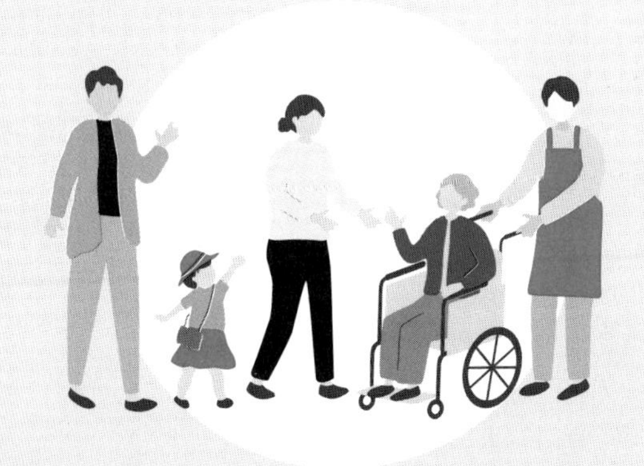

認知測驗的分數讓人好焦慮

——日常中的表現，才是真正的成績

我的患者和失智症相關，他們大多要經歷一連串的認知測驗，從確診前開始延續到確診後，每隔一段時間的測驗都是為了了解患者認知程度的變化。可是，也許是受到教育制度的影響，家屬常會拿著測驗後得到的分數，憂心忡忡地來找我：

「爸爸這次檢測分數還好嗎？」

「我媽考試分數沒變啊，可是我怎麼覺得她已經更嚴重啊？」

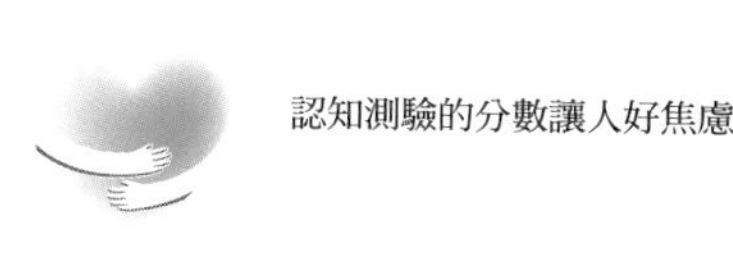

追求分數的意義是什麼？

沒錯，在家屬眼中，這叫做「考試」，得到的就是「分數」。當年被爸媽追問著「這次怎麼考不好」的孩子們，不知不覺中和老父母的角色互換，變成他們眉頭深鎖地為爸媽的「考試」緊張，甚至會在測驗前抓緊時間為老人家「練習」，更會在測驗後，對分數的變化斤斤計較，多一分、少一分都會引發焦慮。

只是，認真說起來，「分數」的真正意義到底是什麼呢？

我自己也有孩子，在陪伴孩子們成長的過程中，我知道分數代表他們在校學習的成果，以及各項能力的指標。而身為父母，我不能免俗地也會為孩子們在學校得到的分數而心情起伏，但我會想想自己小時候，那時候我老覺得自己已經盡全力認真讀書，但考試成績就是不好，每次都被媽媽罵：「怎麼不認真讀書！」委屈的我在心底默默想：我已經很努力了啦，但我就是抓不到老師的喜好啊。

結婚後，我發現先生對孩子們的分數另有一番看法。他把「平時在讀書這件事上付出的努力和認真的態度」當標準來衡量孩子們的分數表現，所以若是孩子們考試分數不盡理想，他會要孩子們反思學習的過程到底發生了哪些問題，之後改進。對他來說，沒有追求高分這件事，他說：「追求『分數』就會引起『作弊』、『竄改考卷』

或『隱藏考卷』這些更不好的行為。」他希望孩子們理解：人生中要追求認真的態度，而不是考卷上的分數。

對於先生這樣的想法，我是認同的，但我也知道社會上父母親養育孩子的過程中，很容易對分數這件事走火入魔，不知不覺間陷入追逐分數的競爭心態——從入學開始就一路用考試名次和同學相比；每逢升學階段，就因進入學校的排名被親朋好友比來比去。即使畢業離校、開始踏入職場，時不時也還有考績問題出現。

我們就像倉鼠一樣，在滾動的輪子中不停往前跑。沒想到人生跑道來到最終階段，失智症患者們變成了到醫院考試的老學生，這回換孩子們抓著分數追問醫師老人家表現得好不好……

回來談談「認知測驗」的目的

在家屬心中，認知測驗得到的分數似乎是一種評斷的標準，可以用來了解長輩的退化狀況。但**有時他們太過焦慮，把些微的差距看成嚴重的退步，甚至會延伸成內疚，怪罪自己在家照顧得不好才會導致退步。於是，分數隱約間也成為家屬拿來評斷自己**

的機制，這種心態，就和當年父母親自責「都怪我不會教才讓孩子考不好」一樣沒有道理啊。

於是我總想呼籲家屬：站在醫師的角度來看，**認知測驗的目的單純，講白了，主要是為了藥物申請之用。**

因為要向健保局申請藥物來給患者服用，總不能空口說白話，主張「我想他需要吃藥」，除了醫師的判斷外還要有佐證，證明患者的確生病到需要用藥的程度，或者是吃藥後有出現效果所以必須繼續吃。那麼醫療單位就需要請患者做認知測驗，得到一個數值，據此拿來申請藥物。

但**若是把這個分數拿來當成患者的能力表現唯一標準值，那就太武斷了喔。因為我們都是人，只要是人，就會被考試當天的身心狀況影響**，所以分數其實是多重因素相互作用下造成的結果。

好好生活，是避免退化最好的方式

現實世界裡生活大小事的波動，例如家人間剛好起爭執、熟悉的外籍看護返鄉，或者天氣變化等等，都會影響測驗當下的表現呢。所以，我常常告訴家屬：成績不重要，更重要的是「生活」兩個字。

我們應該把重心放回到觀察長輩的日常生活，他們在生活中的作息和日常行為的表現會是更好的判斷標準。

讓我們設想一位已自職場退休的老人家，生活中沒有壓力，也沒有重心，若要避免退化，就要有能力把每天的生活好好過下去，像是：

・起床後，靠自己的能力刷牙、洗臉、換衣服。
・憑自己的愛好準備早餐，並悠閒動手吃下每一口。
・飽餐後出門走走，一路上見到左鄰右舍就停下腳步說說話。
・接著不是關在屋內，打開電視無意識地看著看著就睡著，而是去社區大學上課或到社區據點參加活動，把一天的學習和運動量都做到。
・回家後，與家人共餐或自己備餐，再歷經盥洗沐浴，甚至自己洗衣、做點簡單的家務。
・這些事情都做完後，看看電視，很快就累了，於是準時上床睡覺。

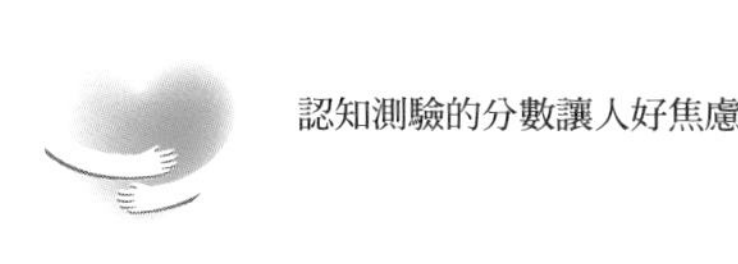

這樣規律的一天真好，不是嗎？

與其在意分數，不如從生活中著眼

每當家屬追著我問分數，我更喜歡反問他們：「**你比任何人都知道父母的狀況，那麼你能說說他們可以自理的生活功能有哪些嗎？他又有哪些生活功能不足的地方呢？**提出來討論，我們一起幫忙想辦法，看看怎麼彌補不足的地方。」

若是家屬憂慮地跟我說患者的狀況變嚴重了，我就會問：「哪一方面變嚴重？生活中哪一項功能做不到了嗎？如果是記憶力變差，那麼之前原本可以記憶的程度到哪裡？現在的程度到哪裡？兩者間的落差有多少？」

這就是我說的，把「生活」當成判斷標準的意思啊。

當然我也理解家屬愛之心切，難免會訴諸感情，常說「我覺得他怪怪的」或「我覺得他退步了」，但感覺是很模糊籠統的，很多時候是我們個人情緒比較多，但要認真描述卻又說不出個所以然來。

於是，我把在家教孩子練習表達的方法拿到醫院使用，我請家屬**不要僅靠自己的感**

覺來下判斷，更要細心觀察前後差異，用描述來表達患者的落差。

這下家屬和我的溝通就順暢了不少，因為家屬開始說：「媽媽沒知覺鍋子是燙的，竟然伸手就去摸。」「媽媽把整顆皮蛋，連殼都沒剝就丟進火鍋裡面。」「我觀察好久，確認我爸不會使用蓮蓬頭了，他在浴室摸好久，可是還是渾身臭味出來，原來是因為已經忘了怎麼使用了。」

一起生活的家人，才是更好的主考官

透過這樣的細心觀察，家屬們能更確實地體會到患者哪些生活功能退化了，我們才能對症下藥，用其他的方式來彌補。例如，以後就先把皮蛋殼剝掉，或者將淋浴改為泡澡等。

更有價值的是，**透過觀察，有時會發現我們以為的退化，其實只要做點改善就沒問題了。**

例如家屬就曾這樣告訴我：「乃菁醫師，我以為老爸已經不會自己洗澡了，但我回老家，進浴室一看，發現蓮蓬頭壞掉導致只有冷水、沒熱水，難怪我爸不想洗澡。我

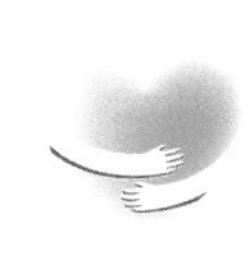

馬上把蓮蓬頭修理好，之後他就照常洗澡了。原來他不是不會洗澡，是不知道怎麼告訴我蓮蓬頭壞掉了啊。」

每回聽到這樣的話，我都很開心。說真的，比起每隔一段時間才能短暫見一面的醫療單位來說，每天生活在一起的家屬才是更好的「主考官」，家屬們在日常生活中仔細觀察患者的行為變化，才是更好的判斷依據。

希望家屬可以減少對分數的依賴，也不要把判斷的重任放在醫療單位的肩頭上，要相信自己的能力，設身處地，把自己放在長輩生活的情境中，透過一起互動找出長輩當下面臨的問題。這才是考試後的真正所得，不是嗎？

就如同我先生的想法，考試後得到的不是一個數字，而是讓我們知道哪裡做得不夠，幫助我們知道要在還不夠好的地方努力，讓「不好」變成「還可以」，甚至到「更好」的程度。所以，就讓我們不要再緊張老人家測驗後的分數了，改以心平氣和的態度面對分數吧，提醒自己：生活才是最重要的，分數僅是評估的一項依據。

再說，即使得到一個數值又怎麼樣呢？讓我們回到生活中，觀察父母親在哪項功能上出現能力不足的表現。即使有所不足，也不代表要用痛心疾首的態度來苛責，要知道生活中總有失去，但也有補足的方法，只要找到方法來協助，長輩就能繼續把生活好好過下去，這才是真正重要的事啊！

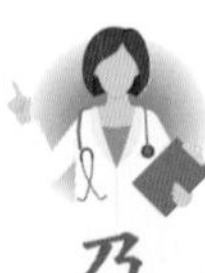

乃菁醫師與你一起探索

如何看待長輩的失智分數

醫學跟考試一樣，需要一個分數來界定病症的嚴重程度。但是這個分數卻不能夠妥妥貼貼地描述出一個人的樣子。舉例來說：一位極輕度（CDR=0.5）失智症患者，可以是家人以及自己都覺得記性有點差的樣子，但也可以是每天都買五盒炒飯。有時候，家屬一頭霧水地問我：「我明明覺得他很嚴重，你們醫護人員到底是怎樣判斷的？」我都會說：「這個分數是給醫護人員看的，是給國家看的，是給發放身心障礙手冊的人看的。不論拿到哪一種分數，爸爸就是爸爸，媽媽還是媽媽，我們還是要好好跟他一起生活啊。所以，我們完全了解他的三百六十度面向，包含他的生活能力、對事情的認知了解，藉此來知道要如何互動，才是對家屬來說最重要的任務。」

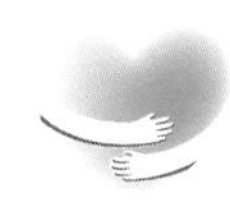

對於失智症，我會說，請不要執著於分數，請不要用分數來看待眼前的長輩。對於長輩或是孩子來說，分數之後的「分級」一點都不重要。重要的是經由分數（考試的過程）可以更認識他的狀態、了解他的特質，進一步知道要如何跟他互動，幫助他活得開心，這才是更重要的事情。

即使失智，也有自尊心，也害怕丟臉
——同理並借力使力，便能巧妙應對

兒子和女兒都還小，不時發生手足間的口角，那天我去書店接他們回家，兒子一上車就大吼：「以後我絕對不要跟妹妹一起出門！真是太丟臉了！」

我一頭霧水問他發生什麼事。

兒子滿臉怒氣：「妹妹見到一個女生，穿著我學校的制服，竟然跑去跟她說：你是我哥哥的同學。問題是我和她根本不認識，妹妹還把我的名字報給她，說我們兩個是同學，我覺得很丟臉！」

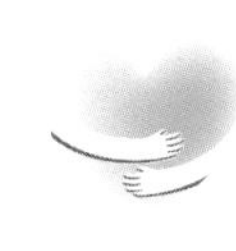

小女兒則是一上車就哭了：「很多姊姊和哥哥穿同一個學校的制服，那就是同學啊，為什麼哥哥要罵我？」

我覺得有道理：「的確是同一個學校的制服呢。可是啊，哥哥會害羞，所以你可不可以不要說出來、安靜地用眼睛看就好呢？」

女兒哭得更兇了：「媽媽罵我！」

四歲的她還不能理解哥哥這個年紀的小男生一旦涉及在女生面前「沒面子」就反應特別大，只感覺到自己被媽媽和哥哥責罵了，那天我花了好一番功夫才讓她收住眼淚。

回家後，我想起我的失智症患者們，相比之下，他們高齡得多，但這群看似歷經考驗、看淡世事的長輩們，仍然不時有「怕丟臉」的感覺。被家人送來住院的張爺爺就是其中一例。

不願使用輔具的爺爺

張爺爺渾身衰弱卻總是沒有胃口、什麼都不想吃，家人擔心得不得了，讓他辦了住院來仔細檢查，一輪檢查後發現他有泌尿道感染的現象，身體不舒服導致心情不好、胃口很差，於是整天躺在床上，不想動也不想吃。

找到原因就好處理了，住院這幾天，我們把張爺爺的病症醫治好，又找營養師來病房做衛教，教他怎麼吃對身體好，並加碼找復健師來教他使用輔具的方法，希望幫助他回家後可以自由又安全地生活。

家屬帶著張爺爺出院回家，數日後回診，我訝異地看見張爺爺拄著一支大黑傘走進來，我勸他：「爺爺啊，用雨傘當枴杖很危險，我們說好的枴杖椅呢？你怎麼不用？」

張爺爺滿臉不好意思地承認：「醫師啊，我的確怕摔，但是我更怕丟臉啊！」

我懂了，張爺爺很介意讓大家看見他使用枴杖椅啊，或許在他腦海中想到的是自己拿著輔具出門，大家會用異樣的眼神看他吧。

害怕丟臉的心情，人人有

那天我還是努力勸說張爺爺改用安全的方法行走，但下班後想起他的神情，就讓我

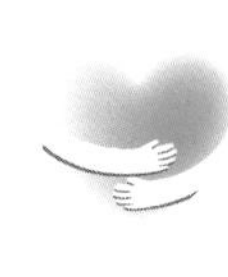

聯想到小兒子的「怕丟臉」心態，於是思考著，高齡長輩心中「覺得自己丟臉了」這件事有多沉重。

老人家年紀大、歷練多，但不代表他們就不再怕丟臉了，或許反而因為強悍了一輩子而更怕沒面子呢。此時他們心中在意的癥結點是什麼呢？隨著年紀漸長、身心退化，長輩們一定預想過自己總有一天會到無力下床、大小便都需靠別人幫忙才能處理的狀況吧。

光以這兩件事情來說，他們恐懼的應該不是癱瘓在床而已，恐怕還是隨之而來的生活吃穿坐臥、排泄清洗等大小私密事情都需仰賴「他人」處理的狀況。對長輩來說，這些「他人」可能是一輩子的伴侶、自小養大的兒女，甚至是認識了一輩子的老朋友。長年來在「他人」眼中意氣風發的自己，轉變為又老又病的形象，這樣的轉變對誰來說都不容易，難怪長輩們會怕丟臉了。

搞懂了這樣的心態，照顧者們就知道，**不要硬碰硬地強迫長輩改變，轉個彎來處理反而會比較省力**。

例如在我看來，**張爺爺本身復能動機還是很強，他只是怕丟臉才不想使用枴杖，所以只要我們順著這個心理來引導，應該可以鼓勵他努力做復健**，盡早回復肌力，若一切順利，他很快地就可以不靠枴杖行走，也能避免他所擔心的丟臉狀況發生了。

失眠的奶奶，覺得自己丟了佛祖的臉？

失眠的李奶奶也是我的患者，她一開口，就說自己丟臉了：「醫師啊，我覺得我很丟臉，竟然得了睡不著的病。我可是學佛學了三十年，應該知道什麼都可以放下，怎麼就是睡不著，要定期來拿藥吃呢？」

我第一時間的反應是不解，畢竟失眠、學佛和丟臉這三者間，應該沒有直接的因果關係。於是我問：「失眠是我們身為人的潛意識問題，是無法自主性控制的事情啊，怎麼您覺得丟臉呢？再說也沒有別人知道，沒有人會笑你啊。」

李奶奶還是幽幽地嘆了一口氣：「我是丟佛祖跟師父的臉。」

我猜她對自己在靈性上的要求太過嚴苛了，於是我轉個彎問她有沒有煩心的事情，李奶奶搖搖頭：「我的子女都很優秀，早就出社會工作了。我目前是自己照顧自己，沒有跟誰同住。」

原來是位八十歲的獨居奶奶呢，我心中喊聲佩服後繼續問：「生活上有沒有什麼需

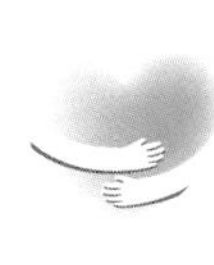

要幫忙的？」

李奶奶又搖頭：「我好手好腳的，自己買，自己煮，自己吃，自己來看病，哪裡需要幫忙？」隨即又口氣陡然一轉：「可是啊，有時候我擔心自己年紀大了，如果有突發狀況，可能在家裡就一個人走了。」

我問：「您希望有人一起住嗎？」

李奶奶馬上反對：「我一個人生活這麼久了，哪裡會想要有人整天跟在身邊管東管西的？」

我恍然大悟，原來奶奶是嘴皮子硬的老人家啊！

她想保有自由卻又怕寂寞，擔心獨居時發生意外。想到自己倒在地上卻沒有人知道，這樣隱微的恐懼或許影響了她的睡眠狀況。

於是我懂了，**在長輩們的「怕丟臉」現象背後，其實都是他們深藏在內心深處，不想告訴他人、甚至自己都還不自知的想法。**如果我們認真去聽、去看，就能懂得長輩並非總是那麼固執難搞，甚至可以借力使力來提供合適的醫治和協助。

那天我就建議李奶奶使用長照資源，讓居服員每天到她家中服務一次，表面上看來是做點簡單的家務，可以減少老人家在清潔整理上的負擔，但更有價值的是透過每天的拜訪，獨居的李奶奶知道有人會定期前來關心，自然增加不少安全感。此外，在我們的建議下，**李奶奶添置了手錶型的智慧型手機，好處是即使跌倒了，也不需要擔心拿不到電話來向外求助了**。

凡此種種，都是事在人為、能改變現狀的好方法，最首要的還是希望大家都能理解長輩們「怕丟臉」的現象，使用多點同理心和耐心來協助老人家保住面子，然後一起面對問題。

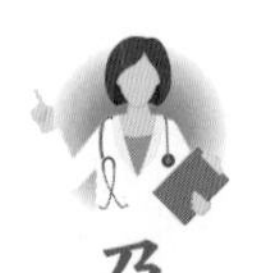

乃菁醫師與你一起探索

巧妙運用「怕丟臉」來促進健康

在診間面對病人的種類裡，我最怕的是「生無可戀」類型的長輩或青年。因為什麼都

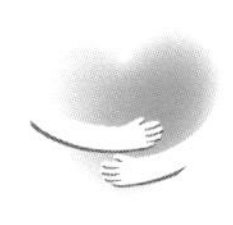

激不起他們的興趣，他們只想要「休息」，還有等著上天堂。

所以，當長輩還有「怕丟臉」的心情，這表示：他們還可以訓練肌力，誘因是這樣就不用拿枴杖；可以訓練腦力，因為這樣就可以繼續獨居生活；學習現代新科技，因為可以隨時與外界互動。所以，一定要好好珍惜家中「怕丟臉」的長輩啊！

失智無法逆轉，但能讓他做個被愛的失智者

——保持好奇心和冒險精神，是照顧失智患者的關鍵

身為看顧失智症患者的醫師，我老是在教新手家屬如何照顧，但很多時候，我的建議是從資深家屬身上學來的。例如前些日子我就從照顧失智媽媽近八年的張小姐口中聽到這句：「保持患者的好奇心，不管什麼都讓他試試看。」

張小姐的話讓我很感動，和她在照顧過程中的變化有關。

從焦慮到看開，照顧者的心智轉變

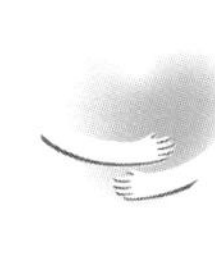

我見過她自一開始對母親的退化異常焦慮，但無論如何擔憂，張媽媽終究還是受失智症影響而漸漸退化。於是後來張小姐改變了自己，那天她就這樣對我說：

「乃菁醫師，我看開了，我的擔憂對媽媽的病一點幫助都沒有，反而會讓自己肌肉緊繃，甚至失眠。當然啦，我也不是一開始就懂，最初我聽其他家屬勸我『放輕鬆』，我也是聽不下去的，只會覺得『你不是我，你哪裡會知道呢』。所以說，照顧就是這樣，每個人都必須自己走過這個歷程，直到有了切身的感受才能接受勸告。我記得你以前也是叫我要放輕鬆，但那時候我根本做不到，直到現在這個階段，你若叫我要嚴肅和認真一點，我反而沒辦法了。」

聽完張小姐笑著說這一長串話，我知道她已經是成熟的照顧者了，我替她高興，笑著問起張媽媽現在的狀況。

很多事媽媽都做不到了，但，她是快樂的

張小姐說：「媽媽是快樂的。『忘記』這件事對她來說已經是基本配備，好多以前能做的事情，她現在都做不到了。不過，她還知道我是她女兒，能這樣我就很滿足

了。對了，她還會玩寶可夢喔！」

張小姐特別打開手機放到媽媽面前，請她「丟球」，張媽媽毫不遲疑地滑動手指去按手機螢幕，順利地丟球、抓到怪物。

張小姐解釋：「寶可夢是我這兩年最喜歡的遊戲，她看我玩遊戲而感到好奇，於是我也不管媽媽有沒有失智，反正就是跟她分享、讓她試試看，於是慢慢地也教會媽媽怎麼玩了。其實啊，我從不拒絕媽媽的要求，一觀察到她好像對什麼有興趣，就立刻陪她一起做。陳醫師你看，我媽媽到現在依然生氣勃勃呢。」

她以充滿哲理的語氣下結論：「**我覺得『維持並滿足患者的好奇心』是失智照顧的要訣！**」

我大力點頭表達認同。因為這幾年養育孩子的經歷，我更覺得這句話可以擴充為：**保持好奇心和付出行動去努力探索，是生命每一階段都很重要的事情**。

好奇心與冒險精神可以從小培養

我想起陪孩子們到公園遊玩時見到的景象：公園內常見攀爬類的遊戲設施，多半以

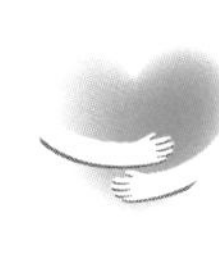

攀岩的方式爬上去，之後經過獨木橋，最後要順著繩梯下來，或尋找其他出口。這樣的設計除了讓孩子們活動肢體外，也是在考驗他們的思考能力，因此常會見到小孩子在攀爬過程中幾度停下來思考如何找到出口。有趣的是，此時我會見到陪伴一旁的父母親出現不同的表現，有些父母會說：「你找找看，有很多路，想清楚後再出來。」但也有父母會迫不及待地直接動口甚至動手，讓尚在思索的孩子走過關卡。

看似微小又不經意的舉動，放長遠來看，卻可能是孩子們能否養成靠自己解決問題習慣的關鍵。若父母親願意多給孩子們一點空間和時間，讓他們好奇、思考如何走下一步，透過嘗試來找出答案，相信在這種方式下養成的孩子，口後必然不會每遇到問題就只會要求父母出面。

其實小時候的習性多少會隨著我們到長大成人，因此社會上每個成人都有不同的樣貌。例如社會中難免有人一遇到困難就退縮、只會怨嘆人生，但也有一群人擁有創業性格，他們多半透過自我學習和自立解決的方式來面對人生中遇到的問題。

既然童年教養的方式會影響孩子們變成什麼樣的成人，再想想有時候我們也會把老人家比喻成老小孩、把失智比喻為返老還童的過程，那麼我們或許就可以用這樣的角度來思考照顧失智者的方式：

如果失智患者在被照顧的過程中，能從照顧者身上獲得足夠正向的經驗，例如感受到自己被同理了，想嘗試的意願不會被拒絕，或是凡想做的事情都能被保護著去冒險等等，或許他們也會成為不一樣的失智患者。至少我很確信，一定會不同於只被限制在固定行程、每天一成不變地過相同生活的失智患者。

讓老人和小孩都能安心、安全地去冒險

我眼前的張媽媽和張小姐就是明顯的例證。根據張小姐的描述，她們母女倆會一起玩寶可夢和動物森友會，一起到不同的店家去嘗試不一樣的下午茶。張小姐補充：「在媽媽身上，我看見她與一般失智長輩不一樣的地方，例如即使在陌生的餐廳，她也會主動到處走、到處看，就像探險。我媽不會害怕去沒去過的地方，她很願意嘗試。」

我大力稱讚她：「主因還是在你，是因為有你一直在媽媽身邊喔！就像我孩子也愛冒險，因為他知道即使在嘗試過程中受傷了，我都會在身邊。所以他願意離開我去探索陌生環境，但跑遠一點後他還是會回頭看一下，確認我在身旁或是有看著他，而他

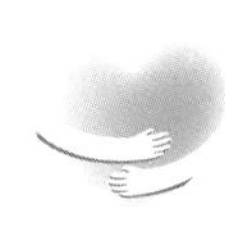

也能隨時求救，於是他就可以安心地繼續探險了。」

我倆相視而笑，就在那個溫暖的時刻，我們理解照顧孩子和長輩頗為類似：大家都期盼有一個能長久陪在身邊、給予足夠安心的人，一個不會用拒絕來打消好奇心的人。不論小孩子或老人家，不論身心健康或罹患疾病，相信對我們每一個人來說，擁有一個願意放手讓我們去冒險、滿足我們對世界的好奇，但又能給我們安全感、願意在我們受傷時好好安慰和鼓勵的人，是多麼珍貴啊！將心比心，但願我們也能秉持這樣的精神來照顧我們所愛的人。

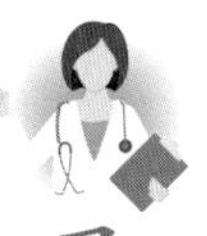

乃菁醫師與你一起探索

冒險精神就是不怕受傷

從小到大，我們害怕新事物、新環境的原因，是因為「不認識」、「不了解」、「沒有安全感」，而這些恐懼的原因是因為擔心「危險」、「受傷」。

其中，有兩種極端性格的孩子讓人擔心，一種是什麼都不怕，都想試試看；另一種是什麼都害怕，都不想試試看。那對於長輩或幼兒，我們怕他們冒險的原因是，擔心他自己一個人會跌倒、有危險、受傷。可是，因為擔心而限制他，漸漸地他也會覺得「還是這樣就好了」，然後就對什麼事情都沒興趣也不想探索。

從小就學習在安全的範圍內盡情探索與冒險，而在有危險的地方，就學著做好準備與事前功課，謹慎地探索，這絕對是一門重要的功課與學問。

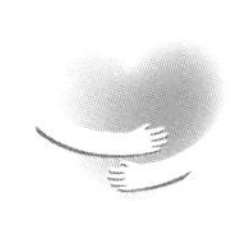

即使送到機構，也需要「課後複習」

——安排活動不是為了殺時間，學習需要家人一起參與

從醫後發現，醫病間也有緣分問題。病人當中總有那麼幾位，投緣到願意長年看診，即使路途遙遠都願意千里迢迢過來見面。

七十四歲的洪大哥就是這樣的患者，自我在屏東從醫時就開始看診，後來我轉到高雄執業，他也跟著過來。好幾年下來，我們變成老朋友了，他知道我這幾年陸續生兒育女，於是每次見面都會問候我的孩子們，也會和我分享孫子們的近況。

最近一次回診，他看起來特別疲累，我忍不住問他：「你最近好嗎？怎麼看起來很累啊？」

他嘆口氣：「養孩子不容易啊。」

這我就疑惑了，他的兒女輩早就成人啦，怎麼還會出現這個問題呢？

洪大哥解釋：「陳醫師，你也有孩子，所以你知道養孩子要花錢的，我女婿一個月賺九萬多，女兒賺四萬多，可是用來養孩子都花光了，每個月都還會跟我要錢。他們抱怨養孩子太花錢了，希望我給他們三萬貼補一下。」

我被這個金額嚇了一跳，連忙問：「你是因為每個月要花三萬去支援女兒女婿才瘦的嗎？」

洪大哥還是嘆氣：「你知道為人父母啊，手心手背都是肉，手心要三萬的話，手背就會心理不平衡，所以我們也要出錢讓他去做點什麼。而且，不是只有錢的問題喔，我還要幫忙接送小孩上下課和補習。」他話題一轉：「我真是羨慕你們高雄人啊，在大城市什麼都方便，像我都要特地載著小孫子來高雄上科學課程，就是不能讓他輸在起跑點啦。」

我問他：「要花多少時間補習呢？」

他說：「每天都要啊！孫子在近一點的地方補英文、數學和書法。遠一點到高雄就

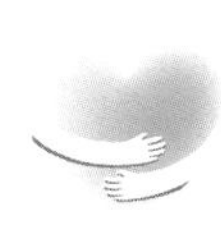

特別辛苦，他學校下課後再到高雄上自然課都已經晚上七點，等孫子下課回到屏東都十點囉。」

我光聽都累了：「你的孫子還有時間自己讀書和複習他學來的東西嗎？」

洪大哥看著我，想了想後遲疑地回答：「好像沒時間可以靜下來慢慢複習呢。」

我忍不住建議：「你是不是回家可以討論看看要不要修正一下？如果學習了卻沒辦法複習，那就沒有效益啊。再說你這樣接送，不但自己累，孩子來回奔波也很累，這樣花錢不太值得呢，好像就只是花錢把孩子的時間填滿而已啊。」

失智患者的家屬，也總把照護機構當成補習班

從這段花大錢補習的討論，我想起我的失智症患者們，他們的家屬總期待我能給出一針見效方法，例如拿出一顆吃了立即變聰明的藥丸，或者給他們一間把長輩送去後能馬上回復神智的日間照護中心，最好能像機器那樣，一個按鍵按下去後馬上化腐朽為神奇，扭轉乾坤。

可是人到底不是機器啊，我們的記憶力會隨著整體身心的老化而慢慢減退，一旦退

化到連執行日常生活的正常功能都有困難時，這樣的退化就開始被視為一種疾病，需要到醫院接受診斷後吃藥，最好還能搭配生活照顧上的專業照顧者來安排活動，此時日間照護中心或者失智據點就是好選擇。

但我更常問家屬的是：「**把老人家送到失智據點或是日照中心後，你曾問問媽媽那天做了哪些活動，或者學了什麼東西嗎？回家後有沒有複習呢？**」

把失智長輩送到機構，仍需要「課後複習」

家屬常是一頭霧水看著我：「我還要做這些？不是把人送去就好了嗎？」

我只好慢慢解釋，送失智長輩到日照或據點，主要目的之一不就是希望他們維持記憶力不往下掉嗎？透過學習新的事物，除了可帶來生活樂趣外，也能增強記憶力，所以不論日照和據點都會舉辦許多活動，帶著長輩學習。

我們從國小開始到大學，都當學生那麼久了，由自身經驗就可以知道，要真正把某件事情學起來，除了上學時的學習，回家後還要複習，有時還要反覆再三地練習，才能說是學到了，這也才是真正動用到記憶力的方法，不是嗎？

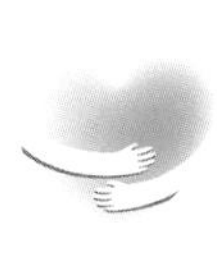

再想想，我們從小開始學習數字或單字，學習的速度都是一次又一次、一週又一週的推進。小時候我們需要父母老師幫忙設定進度，不然就不寫功課；後來長大，因為心智成熟，知道學習是為了自己，於是懂得自主規劃學習進度，加上身心功能良好，我們可以為自己安排每天的學習進度。

可是眼下的失智長輩們，正是認知功能退化了啊，他們需要透過學習來維持記憶力，但除了在日照和據點參與活動外，他們回到家後，可不會自己動手複習。所以，**如果家屬沒有主動關心長輩日間的活動，並且配合著在家中帶著一起複習，那麼這些活動不就只有「填滿長輩白天時間」的功能了嗎？換句話說，就只是為了殺時間而已，並沒有達到真正的獲得。**

所以，家屬總盼望把長輩送去上課後，能讓他的生活功能變好，但又不關心或者沒想到要關心學習的進度。長輩下課回家後，既不和他談談日間做了哪些活動，也不想花力氣和他多互動來複習日間的學習，又怎麼能期待長輩改善身心狀況呢？

再說，日照和據點就如學校教室，多是以團體活動為主，所以長輩們也會像學生那樣，因為個人喜好的不同而對各項活動懷抱不同的參與度。對於自己不喜歡的活動，難免會出現身在心不在的恍神狀況，用應付的態度坐在那裡，根本沒有參與學習。許多家屬不理解這點，沒有想到過去自己也是這樣過來的，有時候也是要靠父母親鼓勵才會開啟學習興趣，以為白天有人顧著就好，回家後不需要扮演督促的角色，那就難免會發生「我都付錢送去上課了，怎麼都沒有效果」這樣的疑惑。

同樣的困擾，也發生在服藥患者的家庭中

家屬會追著我問：「**我都已經讓媽媽開始吃失智症藥物了，怎麼她還是一直退化啊？**」此時若問問家中狀況，多半會發現長輩雖然持續吃藥，可是整天行程就是起床後吃著外籍看護準備的早餐，長輩一個人獨坐桌角默默進食，吃完到客廳看電視，看完後吃午餐，接著午睡又起床後繼續看電視，頂多下午到附近公園走走，回家後吃個晚餐再看個電視，睡覺時間就到了。

如果只能用這樣的方式生活下去，而家屬卻希望長輩回復說話能力和提升記憶力，那就真的太強求了啊。

所以說，照顧失智長輩和敦促孩子學習兩者間，有異曲同工之妙。我沒辦法找出一顆聰明藥丸讓孩子一吃下去就自動一路都考第一名、上第一志願的學校，所以我只好

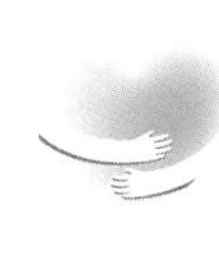

乖乖地陪伴和催促孩子學習。在我能力不夠的地方，難免會花錢送到補習班委請老師來教導，但我也知道不是人送出去就好，回家後還要複習才有效，於是為人父母者多半會問問孩子在教室中的學習狀況，透過一起複習來增強學習效果。

給予關心和鼓勵，有助於維持學習動機

失智長輩就是老孩子、老學生，他們也會在教室中挑三揀四、不想學習，上課後也會丟三落四、忘了步驟，這時就需要為人子女者重拾耐心，在家中帶著長輩回憶白天在教室中所做的活動。一起聊聊天可以讓長輩感覺到被關心，也會警覺到自己做了什麼，回家後是會被問的，因此日間的學習會更認真。

時下不少日照和據點都會主動透過照片、文字甚至影音，與家屬們分享長輩在教室中的表現，也常讓長輩將課堂創作帶回家，這不只是為了向家屬報告而已，背後的意義更是希望家屬能在長輩回家後開啟話題：「媽媽你今天畫得很漂亮啊，告訴我你畫了什麼。」

聊開來，就能給長輩鼓勵，敦促他們更認真參與。再進一步的規劃就是：「媽媽，

你在教室畫得那麼好，回家後也幫我畫一張吧！」讓活動的精神不知不覺間延續下來，這才是真正有意義的活動參與，不會讓學習淪為「殺時間」、「不要吵我就好」那般表面上看來豐富、實際上空虛的安排。

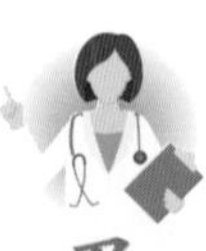

乃菁醫師與你一起探索

如何跟長輩一起快樂學習

小時候，爸媽都會跟我們說：「去讀書」、「去補習」、「去學○○××」。我們因為種種原因而學習，並且在家、在補習班反覆練習。不知不覺，我們用這樣的方式長大了。仔細想想，不知道這些學習的記憶與技藝，還有多少在我們的腦海裡或是身體本能之中？而這些學習，是否有串連了一些跟家人一起努力或是美好畫面的回憶？

如果學習不是美好的回憶，那我們可以想起跟家人的美好回憶，也許是一起度過的假日、活動等等。比如，第一次一起露營，一起爬山、出國旅遊，或是一起畫一幅畫，一

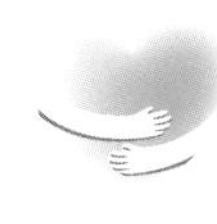

起打牌、玩桌遊。

有一天，當我們成為一個高齡者，再一次地我們被送到一個地方，用各種「我們覺得無聊的補習方式」來消磨我們白天會偷睡覺（休息）的，別人所謂的多餘的時間。不知道我們是否願意被這樣對待，但假如白天經歷這些學習的內容，回家後我們的家人迫不及待地想知道，並且希望我們也可以教教他們，那麼我們是不是會學得更有樂趣呢？

運動是為了能跌得漂亮

——失智長輩與照顧者都要多動

五歲的小女兒報名跳舞班，學得很開心，但過程中難免遭遇困難，前幾天回家後沮喪地說：「老師叫我身體再凹進去一點，我試了又試，就是沒有辦法。」她一臉傷心，還鬧著說不想再去，我花了好一陣子才平撫她的挫折。

我想起好幾次送她到教室門口時，聽見舞蹈老師語重心長地對家長說：「現在的小孩啊，整天窩在家裡，多半只是看電視、看書、畫畫或玩玩積木和車子等小玩具，大多算是靜態的，導致他們剛來上課時，就連蹦蹦跳跳這些很基本的動作我都要從頭教

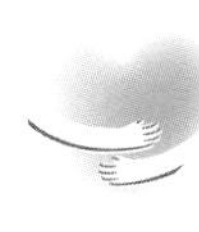

起，有時候我想教，他們還不見得聽得懂呢。」老師深深嘆氣：「現在的孩子們，對於如何使用自己身體這件事很陌生啊。」

老師的話聽來有道理，好在經過訓練後，身體的靈敏度是可以找回來的，好幾回我和女兒走在路上遭遇旁人突然衝出來，我往往反應不及而愣住或踉蹌，但是女兒卻總能恰恰好地閃避，想來是舞蹈教室中持續的肢體訓練和上上下下翻轉姿勢的活動，幫助了她得以避免意外發生。

多運動是為了「跌得漂亮」，夜間也更好入睡

想完孩子，再想想我在醫療現場看顧的年長病患們，我也常以醫師的身分勸說：「要多運動啊，不見得是為了拿金牌或得大獎，但最少可以讓我們跌得很漂亮喔。」往往逗得長輩哈哈大笑。

其實我的母親本身也是這樣做的，長久以來維持運動的習慣，不激烈但至少是走路或太極拳，目的不一定是為了增加肌肉，而是增加肢體協調性，也讓身體不同部位都有機會活動一下。

說起來，讓身體活動可是好處多多，不只是為了健康因素，凡養育過孩子的人都知道公園是個好地方，小孩子關在家中時就會不時吵鬧打架，搞得所有人不得安寧，此時公園就是育兒神器。以我來說，每當發現孩子們午餐要吃不吃、該午睡卻躺在床上翻來覆去，我就會果斷地在下午帶孩子們出門。只要讓他們到公園奔跑玩樂兩小時，回家後就會變成吃飯狼吞虎嚥、頭沾枕就入睡。

此舉也適用於失智長輩。因為許多家屬會抱怨老人家精神太好，二十四小時都不需要睡似的。我每回聽都覺得好笑，問說他們真的有二十四小時都跟在長輩身旁，親眼確定他們每分每秒都不累不想睡嗎？此時家屬當然會不好意思地承認自己白天都出門上班了。所以正確地說，應該是晚上家屬回家後，看見的都是失智長輩不想睡的時候；白天看不見時，長輩可能就一直間斷地睡睡醒醒，難怪晚間精神奕奕了。因此，**對於「晚上不睡覺長輩」的重要照顧課題就是：如何幫助失智長輩在白天時保持清醒，不要動不動就打盹。**

怎麼做呢？正如大家知道的，人躺臥床上或在客廳沙發上看電視，一不小心就會睡著，所以，**就像帶孩子那樣吧，讓我們帶老人家出門到公園去！**一路上還可以搭搭公車，逛逛街巷，找老朋友聊聊天，當然也能讓老人家運動到筋骨，避免白天入睡。

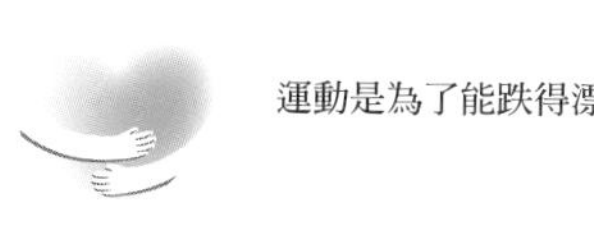

不見得每次出外都要把所有活動都排好排滿，家屬盡力而為即可，不論時間長短，只要有出門就有機會消耗體力，幫助老人家在夜間更好入睡。

照顧者保有運動習慣也很重要

我愈來愈相信，不論照顧哪個年齡層，自幼至長，我們都要重視他們的運動和活動參與程度。最近更是注意到照顧者本身也該好好照顧自己。前幾天廖小姐就趁著帶媽媽來回診，要我猜猜她有沒有哪裡變了，我左看右看後說她一樣窈窕美麗，說完突然靈光一閃：「你以前都不會跟我開玩笑呢，我猜，你變開朗了！」

廖小姐笑著點頭：「沒錯，近來我比較安定，心比較沉靜了。我覺得以前那個容易對媽媽生氣的自己已經消失了。」

我好奇地問：「你是因為找到宗教信仰嗎？」

她歪著頭想了想：「運動算不算是宗教信仰呢？」

我恍然大悟：原來是運動帶來的幫助啊！

廖小姐解釋：「也不是多劇烈的運動，我以做瑜伽為主，偶爾跑步，讓自己流流汗。做瑜伽的過程中，我覺得和自己身體的互動更好了，我變得更能感受到自己的情緒和心情。」

她坦白說：「其實啊，我一開始只是很單純地想去拉拉筋，結果意外在運動的過程中找回平靜的心。現在的我，可以心平氣和地面對不如意事情的發生。以前每當媽媽出現任何情緒上的變化，我就會跟著焦躁，一顆心七上八下的。即使理智上我了解媽媽的表現都是疾病造成的，但就是無法控制情緒，會責怪她，後來就會因此責怪自己，到頭來大家都不開心。可是，開始運動後，我會知道要讓自己的身體呼吸，當我能好好呼吸，我就覺得情緒更平穩，處理起媽媽的問題也遊刃有餘了。」

• • •

那天廖小姐離開診間前特別叮嚀我：「陳醫師，你一定要把我的經驗分享出去，告訴大家，**不只有病人或老人家要多動，其實照顧他們的人也要為了自己而運動！**當然啦，凡事量力而為，記得在運動的過程中要顧好自己的身體，而不是讓自己更累喔。」

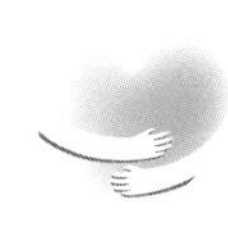

我答應一定會做到，也謝謝她分享自己的故事。大多數照顧者疲倦的時候只想躺下來睡覺，就算睡覺的確是幫助身體放鬆的方法，但不見得每回都能幫助到疲累的心和緊繃的情緒，所以照顧者們不妨嘗試動動身體，透過運動讓腦袋換個方式運轉，也能重拾平穩的心情。

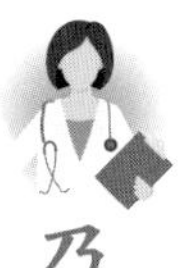

乃菁醫師與你一起探索

為未來高齡的自己養成好素質的身體

運動習慣不是一蹴可幾。尤其是小時候沒有運動習慣的人，若中年又沒有試著從運動、舞蹈、戶外活動找到樂趣，到老年時突然要開始運動，第一沒有習慣，第二沒有體能，還真是不容易。所以，如果可以，應該要從小養成數種運動興趣以備不時之需，然後在成年的過程，找到可以一起運動的家人或是朋友。這樣，在我們逐漸變老的過程中，持續會有能跟我們用各種方式活動身體的朋友。

最終，我們要理解，運動不一定要以練就強壯肌肉為目的，一切只是為了手腳俐落，跌倒不要跌斷腿而已。

我的診間名言是：「運動是為了靈活的身體，跌倒不要跌一個難看的狗吃屎而已。」

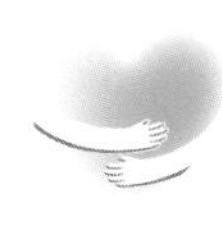

照顧失職的父親總有萬般糾結……

——愛恨交纏的照顧關係，仰賴子女的智慧和寬容

失智症門診看久了，就知道每個家庭都有不同的故事。有些家庭的兒女會因為父母親年邁老病而更有向心力，但也有不少家庭沒能獲得這樣的結果。若再細分下去，我發現兒女們在對母親的照顧上比較不會起衝突，但當生病的人是老父親，許多兒女會帶著怒氣向我抱怨，年輕時的父親根本不負責任。他們描述的不負責任包括：不時對妻子和兒女口出惡言和拳頭相向；不拿家用回家外，還到處賭博欠債。總之，長年讓家中成員生活在恐懼中。

如今兒女們都成年了，過去張牙舞爪的父親衰老又生病。兒女帶著父親來看診，雖理解老病父親已不復當年，但他們心中的滿腔怒火怎樣都按捺不住。問題是，眼前這個老父親就是生病了，需要人照顧，此時為人子女的該怎麼辦呢？

「爸爸終於老了、打不了我了，但卻得了這種病……」

引發我這番思考的是老王先生和老張先生這兩個家庭，很湊巧這兩位老人家都是巴金森氏症合併失智症的患者。

巴金森氏症屬於動作障礙疾病，會造成患者反應和動作都慢，最明顯的是走路緩慢、容易跌倒，有些人還會出現抖動和睡覺時吼叫和拳打腳踢等不由自主的表現。若病情再嚴重一點，患者很可能遭遇栩栩如生的視幻覺，導致他看見對旁人來說根本不存在的事物。

有些巴金森氏症會同時併發失智症，於是很大部分失智症患者會遭遇的狀況也會發生在他們身上，例如腦部功能退化導致的記憶力下降、執行事務能力的退化等，此外也常遭遇睡眠障礙和視幻覺。

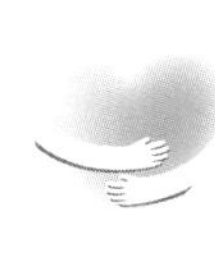

老王和老張先生隨著病程進展，都有動作緩慢和步態不穩的現象，但就失智程度來說，其實退化程度還不嚴重，就算是因認知功能退化導致他們必須退出職場，但在日常生活自理和表達能力上還算可以。

這兩位老人家中，我先認識老王先生，他已持續看診六年，算是老病人了。六年前小王先生帶著老父親來看診，一開始父子兩人間的相處就是跌跌撞撞，他說的話讓我印象深刻：

「陳醫師，坦白說，我好恨我爸！他從來沒有責任感，我自小就見他天天喝得爛醉，全身酒氣的他回家就打我媽和我出氣。我從小就好希望能有一個正常的爸爸，但從來沒能實現這個願望。」

接著語氣一轉：「沒想到終於等到他老了、打不了我，他竟然得了這種裝瘋賣傻的病。我真的好恨啊！現在是連跟他吵架都覺得沒有意義了。」

他嘆了口氣，彷彿也將多年的怨排出體外

小王先生的神情深深印在我的腦海中，他說到最後一句話時，語氣中的溫柔讓我聞

之動容，我相信他能說出那句話，背後一定經過了諸多的不滿怨恨，但各種情緒千迴百轉後，最終化為一個嘆氣。他選擇讓這口氣把長年來對爸爸的怨都帶走。

於是，六年來，我看著小王先生帶父親來回診，每回總是絮絮叨叨描述著老人家近來腦部和身體的狀況，總說希望能透過醫療改善父親的狀況。

其間長達一整年，我沒見到老王和小王父子，後來終於又在診間見面，小王囁嚅地說：「我又上網又看報紙，到處找看看有沒有其他方法可以幫我爸。也花了好多時間帶我爸到處看不同的醫生，就是希望爸爸可以聰明一點、動作快一點。這段時間東換西換找不同科別，甚至同時看精神科和神經科兩個門診，搞得我好累，但我爸爸依舊是這樣。」

看了那麼多醫師，發現最累的是自己

仔細評估完老王先生的狀況後，我請他放心：「你爸爸狀況很不錯啊，就算一年沒來回診，但現在看來，他和一年前比起來沒什麼大變化，算是很穩定呢。」

小王放心了，馬上接一句：「陳醫師，不好意思啊。」

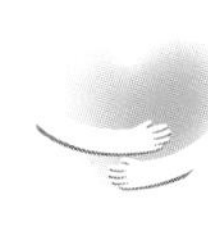

見我一臉疑惑，他解釋：「我希望我爸接受更多不同的治療，但沒跟您說一聲，就長達一年沒來了。」

我笑著勸他放心，告訴他有時候多去聽聽不同意見是很不錯的，多方嘗試也可以從不同角度增進對疾病的理解。

小王先生倒是露出一絲苦笑：「其實，看了那麼多醫師，到最後發現最累的人是我。因為要不停對醫師描述我爸的病情，說了那麼多遍、看了不同的門診，結論卻是能用的藥物也就是固定那幾種。甚至換到新醫師時，跟他說他開的藥前面的醫師早就開過了，他也不相信，堅持要我爸再嘗試一次。我就說這一年來我真是自己找自己的麻煩啊。」

他看看我，又說：「既然陳醫師你說我爸目前的狀況和用藥都很好，那麼請你幫我把不同科別的藥統整一下，以後我爸就繼續麻煩你了。」

此後，我和王家父子間的緣分持續至今。當然，每回門診小王先生還是會忍不住問我：「陳醫師，有沒有辦法可以讓爸爸更好呢？」

我也習慣性地微笑看著他，小王先生被我看得有點不好意思了，羞赧解釋：「唉，您也知道，我和我爸之間太多問題，但就算討厭他，我這個當兒子的心情就是這樣，很難三言兩語就說清楚。」

其實，現在的爸爸已經很乖了

有一回我終於忍不住問他：「你對你爸的心結……都好了嗎？」

他說：「其實啊，也不是說忘記他過去的壞，但我想，這就是大家說的『相欠債』吧！小時候欠他打，現在我長大了，又欠他照顧的債，我媽、我姊和我也不去想太多，目前就抱著同樣信念，想說我們這輩子把他照顧好，這輩子沒相欠，下輩子就不要再相見了。」

他特別提起媽媽：「我媽辛苦大半輩子了，還好我和我姊都是能幫就幫，總不能讓老媽照顧著一個長年來總是打她的人。我怕我媽心裡苦又說不出來，所以我們就一起承擔，媽媽當後勤，單純負責煮飯、掃地、洗衣服就好，帶我爸回診這些就我們來吧。」

我笑著說他們家人感情真好，逗得小王也笑了：「沒錯，除了和我爸之間啦！但是現在的他也算很乖了，每天聽話乖乖吃藥和運動，不吵也不鬧。」

我看著小王說話時溫柔的神情，再看看安靜坐在一旁、狀態穩定的老王，真心為他

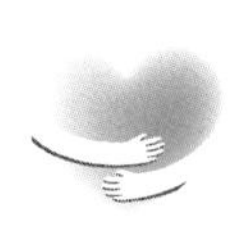

們開心。這個家庭的故事上半場風風火火不得平靜，但是到了下半場走過風雨，終究還能相互扶持過上安穩的日子，算得上是一種遲來的幸福呢。

另一家庭裡的照顧紛爭

和王家相比，張家的狀況就有點不同了。

首先引起我注意的，是患者老張先生的女兒張小姐，她一大早就守在門診區，想趕著在其他人出現前和我說話：「陳醫師，在我爸跟我哥來門診之前，請讓我先和你聊聊好嗎？」

既然時間尚有餘裕，我就請她進診間坐著說。

張小姐眉頭深鎖：「陳醫師，我很無助。坦白說，我很討厭我爸，因為好賭，我家從沒有好日子可以過。可是，現在他又老又生病，我又覺得還是要好好照顧他，只是我覺得我家的人都不能好好照顧他，我每次跟他們提醒，他們還是做不好。」張小姐說到最後已經是邊說邊哭。

等她稍微鎮定後，我問：「你負責照顧爸爸嗎？」

她說：「我和我妹妹負責出錢，哥哥和媽媽負責照顧。」

我問：「出多少錢呢？」

張小姐說：「我沒有結婚，從開始工作起，都會把每個月收入的一半拿回家給媽媽，一直到現在都是，所以我可以說幾乎沒存款。但即使這樣，我沒有怨恨過他們。」

我默默地想，張小姐是想感受到被讚美和同理呢。於是我說：「你真是很棒的女兒！幾乎把自己都奉獻給這個家了。」

停了停，我問：「那麼，你的問題是什麼呢？」

父母間的愛恨情仇

張小姐說：「我希望哥哥和嫂嫂可以好好照顧爸爸，讓爸爸穩定一些。我發現媽媽會打爸爸，導致爸爸手上都是瘀青和破皮，我每次看到都很難過。」

她打開手機中的照片想強調自己不是亂猜測。

我問：「你爸爸打過你媽媽嗎？」

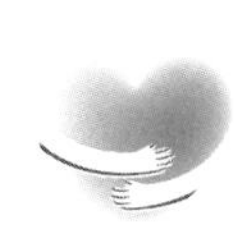

她說：「以前爸爸還很有力氣的時候，只要他賭博賭輸或喝醉，回家都會打媽媽。」

我說：「你媽媽是沒來由就打爸爸嗎？」

她搖頭：「那倒不是，是因為爸爸晚上不睡覺，一直去吵媽媽，媽媽生氣了就會捏他的手，叫他走開。」

我問：「如果你不要媽媽打他，那你希望媽媽怎麼做呢？」

她說：「陳醫師，你不是說『患者晚上不睡，很多時候起因是白天一直睡』嗎？所以我希望媽媽可以在白天就和哥哥多陪爸爸到處走走，或是做些活動，這樣他晚上就會好好睡了。」

我問：「你哥哥白天不用工作嗎？」

她說：「要，可是他是自己在家做生意，不像我是人家的員工，一定要按時上下班。」

我說：「想想你媽過去五、六十年被打被罵累積下來的心理怨恨，現在你期望媽媽心平氣和地照顧爸爸，同時她身邊也沒有兒女陪伴幫忙，自己的時間也因為照顧而被剝奪，無法做自己想做、喜歡做的事情，你覺得這樣合理嗎？再說，你媽媽年紀也大了，她有體力和餘裕可以陪爸爸參加活動嗎？」

張小姐的嘴嘟起來了：「我都可以放下我心中的怨恨來照顧我爸，為什麼其他人不行。」

我嘆氣：「你媽是打從結婚後就一直和你爸住在一起，你哥自小到大，即使成家都沒離開，那麼你呢？你搬到外面自己住，多久了？」

她說：「大概快三十年了。」

我說：「你想想，這三十年來，你回家都是短暫探望的狀態，你和你爸之間算是偶爾見面，日子久了，什麼愛恨情仇都淡了。可是啊，你媽和你爸是每天同住一個屋簷下的人，緊密生活在一起總有摩擦，卻又逃不開，現在你要求家人和你一樣，不太公平呢。」

家庭照顧中，出錢的人最大嗎？

張小姐沒得到我的支持，語氣中明顯多了一絲委屈：「好吧！可是我也說過要請外籍看護來照顧啊，我和妹妹都會幫忙出錢。」

這又是家屬間常見的「我出錢，所以我可以主導」的偏頗心態了。我心中默默嘆

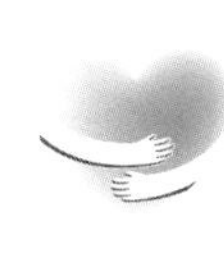

氣，但表面上還是先耐著性子一步步開導：「你說願意付錢請外籍看護，那麼外籍看護費用是你和妹妹全出，還是哥哥也要幫忙付錢呢？」

她愣了一下，想想後回答：「基本上是我家有三個孩子就分三份，每人負擔三分之一。但若要我跟妹妹一人負擔到二分之一也是可以，只要能把爸爸照顧好，我是願意的。」

我問：「既然願意請外籍看護，等到外籍看護來了，你考慮過和外籍看護一起把爸爸帶回你的住處照顧，讓哥哥和媽媽休息一下嗎？」

她馬上反對：「沒辦法的，我要去上班。」

我說：「可是你請外籍看護，就會有外籍看護在家陪你爸了。」

張小姐哭出來：「我請外籍看護是要去協助哥哥和媽媽照顧爸爸的啊，他們根本照顧不好，爸爸一直在退步，日夜顛倒，身上都是傷。」

家人間的討論與相互支持很重要

我繼續說：「你很愛爸爸，我知道。可是媽媽心裡的傷呢？在和爸爸拉扯的過程中，爸爸有受傷，但媽媽有沒有受傷呢？」

她承認：「我沒有注意媽媽的狀況，我忙著教她怎麼照顧爸爸。」

於是我這樣建議：「你先別急著請外籍看護工，也別忙著下指導棋。回家後先好好問媽媽最近好不好，問哥哥和嫂嫂累不累，然後一家人坐下來討論，共同決定什麼樣的照顧方式對爸爸最好。不要你自己一個人站在這個家庭圈子外面，急呼呼地亂轉，轉來轉去都找不出一個方向。記得，你要的方式，不見得是他們要的。」

話說到這裡，我請她到外面坐，我開始依序看診。

輪到老張先生時，我見到陪同進來的人是一對中年夫妻，張小姐跟在後頭。我注意觀察慢條斯理走進來的老張先生，他手上的確有幾抹新舊不一的瘀青，但我問候他時，老人家倒是沒有特別說什麼，只淡淡地說自己還好。

於是我轉頭問老先生的兒子和媳婦，也就是張小姐的哥哥和嫂嫂：「爸爸的病況怎麼樣？」

小張先生說：「這個病就是這樣吧，日夜顛倒，反正我們就順他，愛睡就睡、不睡就不睡。我們也不想用太多藥，不然他整天昏昏沉沉，萬一跌倒了，我們會更困擾。」

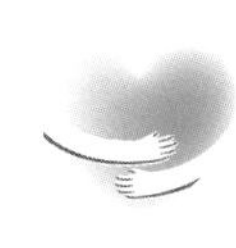

我問：「需要幫你們寫量表，讓你們去申請外籍看護工來幫忙嗎？」

小張先生搖頭：「我們家也不大，多一個人來擠，還要管她吃飯跟看她的心情，我想還是算了吧。」

此時我看看張小姐：「那麼你呢？有沒有什麼問題想問？」

她說：「主要是哥哥和嫂嫂在照顧，我沒有意見，只是想看有沒有可以幫忙的地方，讓爸爸更好。」

當天看診就在一家人的沉默中結束了。

和解的契機

想想肩負千斤重擔離開的老張先生一家人，再想想病情幾乎相同卻有不同照顧狀況的老王先生一家人，我內心感觸良多。難怪古有明訓：「兄弟同心，其利斷金。」當然，我也理解家家都有本難念的經，很多時候晚年照顧的問題都奠基在早年家庭相處的狀況，家人與家人間的糾葛往往是外人難以窺見真相的。

但血緣關係總無法說斷就斷，這麼多年相處下來的愛恨糾結，即便是剪不斷理還亂，但為了彼此都好，是不是能找出方法一起看見彼此的難處？看開也好，盡責也好，總之一家人共同討論後朝著同樣的方向努力，遭遇困難就一起克服，總好過各自舔舐傷口又彼此抱怨來得好啊。

長期照顧是條漫長的道路，再加上巴金森氏症和失智症會讓照顧重擔更加沉重，到底要怎麼面對，終究沒有標準答案。更真確地說，或許除了身為當事者的家人外，也沒人有資格對照顧方式下評論。但照顧長輩，對晚輩來說或許也是一條和解的道路，畢竟生命短暫，很多時候終點來得比大家想像的都突然。

若我們想避免日後無法彌補的遺憾，或許在有生之年，不論長輩或晚輩，都能多一點智慧和寬容來面對，讓過往的傷口結痂，一起面向新的生命。

乃菁醫師與你一起探索

如何照顧曾經傷害你的人

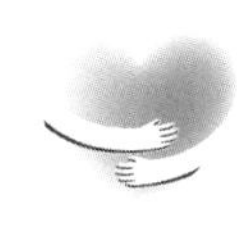

要勉強自己去愛讓自己渾身是傷的人有點艱難，當他現在又弱勢到必須被照顧時，我們可以不照顧他嗎？如果問我，我會說：當然可以。**不照顧也不一定是一種錯誤，國家也有一定的流程可以協助這樣的狀況。所以，照顧者們真的不需要充滿怨念或是自責。**

當決心要放下怨念來照顧長輩時，我常常聽家屬這樣說：「我是自我安慰，把人生當成是一場修練，他是我的功課。」也是古代人說的：「我是來還債的，也許我上輩子虧欠太多。」

若轉念成功，也許可以試著從照顧的過程中學習教訓，避免自己未來的親子關係也落入這樣的困境。

媽媽變得易怒，還會打人，一定是失智了?!

——尊重與溝通才能找到問題的核心

疫情三級警戒期間，不少家長必須在家邊工作邊陪無法上學的孩子，於是親子對話產生許多情緒，其中有一種大多數人應該都很熟悉。

小孩子問：「我可以看電視嗎？」

爸爸搖頭。

孩子再問：「那看故事書可以嗎？」

當爸的還是說：「不行。」

孩子焦躁了：「那我可以做什麼？」

被問個不停，爸爸開始失去耐心：「你們不會做點有意義的事情嗎？」

孩子問：「什麼是有意義的事情呢？」

爸爸說：「你們可以讀課本，多背一點英文單字，多算幾題數學，這些對你們很有幫助。」

孩子不服氣：「可是，我今天已經寫了二十頁的數學題、背了二十個單字。」

爸爸反問：「你讀書是為了應付我嗎？讀書不是為了跟我報告，是在為你的人生努力。你不要一直問我，要自動不停止地努力。」

孩子繼續為自己爭取：「雖然我沒讀多少，可是我從早到晚都在讀書、沒有玩樂。」

爸爸說：「你花那麼多時間才讀一點點書？我怎麼會生出這樣的孩子，這不是笨，你根本不用心。」

孩子沮喪地說：「從早到晚都要努力做有意義的事情、不能休息，這樣到底有什麼意義啊？」

這場父子間的對話就這樣毫無交集地結束了，雙方都不開心，各自卡在自己的思考角度，聽不到對方想要傳達的意思，也沒辦法把自己的想法傳遞出去。

媽媽變得易怒，還會打人，一定是失智了?!

家中父子的對話場景讓我想起門診見到的一對母子。主角王媽媽先與外籍看護在門診外等候，兒子小王先生單獨進來與我討論。他一進門，就滔滔不絕述說媽媽的病史。

王媽媽有腦中風病史，後續規律地在某位醫師的門診追蹤多年，並沒有太大的變化。但自半年前起，小王先生覺得母親有了改變：容易生氣，不時要求吃東西，三不五時就在家中東翻西找。

王媽媽舊有的醫師擔心可能是出現了失智症的跡象，先是開藥給王媽媽吃吃看，但藥效不彰，於是請小王先生帶母親尋求更專業的協助。他先轉介王媽媽到精神科，精神科醫師開了幫助睡眠的藥物，王媽媽的睡眠狀況的確有改善，但情緒依舊焦躁不安。

於是，小王先生帶著媽媽再去找另一位醫師諮詢，這回醫師看看之前開立的藥物，覺得算合宜，就是分量有點多了，於是稍減一些，再加點安撫情緒的藥物，請王媽媽繼續吃藥。小王先生帶媽媽回家，盯著媽媽按時服用，但王媽媽狀況是每況愈下，愛生氣外，還變得一言不發就出手打人。

小王先生急忙回頭找醫師討論，安排王媽媽做腦部核磁共振。檢查結果沒有腦部急

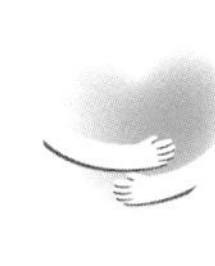

性變化的問題，這讓醫師也困惑起來，甚至開始和家屬討論是不是要幫王媽媽做腰椎穿刺，看看是不是有其他發炎或是感染的可能性。

進到診間的王媽媽，卻沒有失智的跡象

一連串的變化讓小王先生心慌，拿不定主意的他輾轉來到我的門診。我仔細聽完這一長串描述，也懷疑和人格快速變化類型的失智症有關，那麼做腰椎穿刺看來勢不可免。但我知道這裡有個最大的前提：這些變化都是基於小王先生的看法，我提醒自己，不能根據家屬片面的描述就下判斷。

於是我嘗試性地問：「你說你媽媽不時就生氣，她的憤怒裡面有沒有可能是因為受委屈而生氣呢？」

小王先生聲調馬上拉高起來：「我照顧她都快崩潰了，我才是委屈的那個人吧？她愛生氣，連我家個性那麼好的外籍看護都被她又打又罵的！」

我問：「**媽媽罵外籍看護，是毫無理由地罵嗎？**」

小王先生說：「我看來是這樣。反正現在媽媽也都不說話了，表達能力出問題，讓

我也不知道要怎樣說她才好。」

於是我請外籍看護帶王媽媽進來門診，第一眼印象是王媽媽比想像中年輕不少，腳步穩健，就是眼睛低垂，盯著地板看。

我先請王媽媽說說陪她來的這兩人的名字，她抬頭看我一眼後說：「王XX、阿妮。」

小王先生和外籍看護同時點頭。我心頭放鬆一點：王媽媽還能認識人，也記得姓名，這是好跡象。

我再問：「這裡是哪裡呢？」

她回答：「醫院。」

正確答案讓我眉頭又再放鬆一點，我想和她單獨談談，於是徵求王媽媽同意後，我們讓小王先生和外籍看護先出診間。

生氣背後的真實心聲

門關上後，我問王媽媽：「阿姨啊，聽說您最近心情不好，可以和我說說看嗎？」

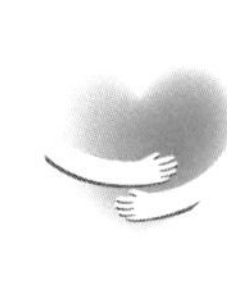

王媽媽臉色馬上擺出來：「我當然心情不好！我每天都吃不飽，每天都好餓。我看到阿妮有好多食物，她可以吃個不停，但我吃一點什麼，大家就忙著跟我說這個不行、那個不行。既然我什麼都不行吃，那麼除了發脾氣，我也不知道怎麼辦。」

這話讓我驚訝了，沒想到第一個問題就找到癥結點。王媽媽其實很清楚知道自己發脾氣的緣由，這是小王先生落落長的描述中都沒提到的。她的描述讓我聯想起其他家屬曾有因外籍移工買衣服而生氣的類似經驗，於是我多問一句：「除了吃的東西之外，阿妮有偷拿你的衣服嗎？」

王媽媽搖頭：「不會，我們衣服又不一樣。」

我暗暗佩服王媽媽的思考依舊理智：「那麼錢呢？或者偷拿家中其他東西？」

王媽媽依舊搖頭：「沒有，就是把食物霸占著，都不讓我吃。」

看來癥結就在吃這件事情上了，好消息是食物花不了多少錢。於是我問：「您剛剛吃午餐了嗎？吃了什麼？」

王媽媽說：「我沒吃飯，我現在很餓，我想吃午餐。」

我問：「早餐吃什麼呢？」

王媽媽說：「芝麻牛奶麥片。」

我說：「那您一定很餓了，等等我跟你兒子說要讓您盡情地吃，您是不是就不會生氣了呢？」

王媽媽大力點頭：「好。」

接著我請王媽媽繼續到門診外等候，換小王先生進來。

她不是失智，她只是一個生氣又受傷的母親

「王先生啊，」我耐心對他說：「剛剛你講了老半天的疾病史，我只聽到每位醫師如何調藥、母親如何生氣、藥物如何沒有效果。可是你有想過媽媽生氣的原因嗎？」

小王先生回答：「她就是開始出現失智狀況的人啊，所以她人格異常了。醫師啊，你不知道個性改變是一種失智症的表現嗎？」

我問：「根據你的說法，媽媽失智症很嚴重，並且已經失去表達能力了，對嗎？」

他點頭：「沒錯，媽媽現在都不跟我們說話，動不動就暴力相向。所以，我才必須安排她做好多檢查、到處看醫師。」

我嘆氣：「坦白說，我看到的不是失智症嚴重的患者，而是一個被氣到不想理兒子

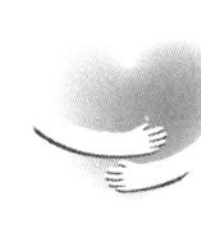

的母親呢。」

小王先生持續糾結在母親的情緒問題上：「沒錯啊，她每天都在生氣，這就是失智症。」

這時我頓悟了：王媽媽和兒子間的對話，甚至是我在這當下和家屬間的對話，可說根本沒辦法起交集啊。小王先生已經對自己的信念起執著，只能從自己的角度來看事情了。

於是我說：「你聽我說說我看到的王媽媽是怎麼樣的。你媽媽的執念是吃，她覺得除了她之外，大家都和外籍移工同一國，因為你們擁有很多食物、想吃就吃，卻規定她不可以。所以她肚子餓，餓了就會生氣，對於你們反對她吃這件事也讓她很生氣。但是，她還是很理智的喔，她的怒氣只在於移工不給她吃這件事情上，她沒有其他患者常出現的指控移工偷錢或衣服等問題。再說，她短期記憶力也還不錯，現在都中午了，但她依舊記得早上吃的是芝麻麥片，那麼到了這時候會感覺肚子餓也很正常，不是嗎？」

我認真面對小王先生：「我的結論是，她是一個對你們憤怒又傷心的母親，所以問題癥結不是在『媽媽失智了，所以愛生氣』這點上。再說，你一直以來對母親的期待就是要她聽你的話、做你想要她做的事，成為你想像的樣子，但你有尊重過她嗎？」

小王先生趕忙辯解：「我不讓她吃，是因為她真的吃很多啊。上次吃櫻桃，我會阻止她是因為她一口氣就吃半盒，不快搶下來她就一整盒吃掉了，哪有人櫻桃一吃就是一整盒的？」

陷入鬼打牆的對話……

我說：「你媽媽不胖啊，一百五十五公分但看起來連五十公斤都不到，比起同一年齡層的人來說算瘦的呢。這樣吧，你答應我，回家後先滿足她的要求，至少在吃這件事上讓她滿足，之後你再來看看媽媽是不是依舊愛生氣。我相信在這個世界上沒有人天生就喜歡生氣的。你想想你自己：你喜歡生氣嗎？會沒事就生氣嗎？」

小王先生沒有反對我的提議，但依舊有困惑：「可是大家都說失智症的警訊之一是人格改變，也就是愛生氣。」

我說：「如果我是你媽，我也會很生氣啊。你可以先站在媽媽的角度設身處地地想想嗎？有沒有感覺你不知不覺間和外籍移工站在同一個陣線，用看怪人的角度來看你的

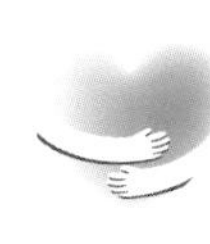

母親？」

小王先生還想說服我：「可是我媽媽每天都在家整理東西，一下子翻抽屜，一下子在廚房洗鍋子，你說這是不是怪癖？不給她做就會吵著要出門。」

我說：「如果我把你關在家裡，不准你出門，那你想不想出門？」

小王先生馬上反對：「我怎麼可能被關在家，我很正常呢。」

我說：「我剛剛和你媽媽對話，我也不覺得她有多不正常啊。」

小王先生說：「那麼她一直翻來覆去整理東西呢？這總不太正常吧。」

我問：「你媽年輕時，她負責整理家務嗎？」

小王先生說：「我不太清楚，但想來應該是這樣。」

我說：「那就是囉，你媽整天在家，若不在家裡忙東忙西，你希望她做什麼呢？你今天不讓她整理房間，她明天就去整理廚房了。」

小王先生對於媽媽的忙碌根本不領情：「她不用忙這些，因為都是沒用的事情，她就安安靜靜做一個老人，不行嗎？」

這話讓我一瞬間氣到笑出來：「你對於老人的想像是什麼？」

小王先生說：「就是安安靜靜的，情緒穩定。」

我說：「那麼她可不可以運動？可不可以種田？可不可以爬樹？可不可以生氣和整理家務呢？」

小王先生不正面回答，持續糾結在媽媽情緒暴躁這件事。我只好請他停下抱怨，換個角度思考怎麼當一個讓媽媽滿意的好兒子。

小王先生問：「我就是好兒子。我關心她，到處帶她看病，還不夠好嗎？」

看來我們的對話又陷入鬼打牆的輪迴了，我只好再度強調：「你媽媽不難懂，她只是一個想要好好吃飯、自由做自己的老人家，也許有一點失智的跡象，也可能有一點灰心喪氣。她主要的問題是不知道要怎麼和你溝通，於是她只能選擇安靜、不跟你對話，導致你以為她已經嚴重失智了。你回家以後，請尊重她的吃和生活方式，先不用忙著到處找醫師和換藥物，好嗎？」

⋯⋯

那天的對話真是花了我好一番唇舌，最終我沒為王媽媽開立任何檢驗或藥物，小王先生也答應回家後要用新的眼光來看待母親，不要總是把失智症警訊就這麼滑坡似的套用在母親身上。話雖如此，這對母子回家後是不是能有新的互動方式，我也只能在心中為他們祈禱。

其實我更希望的是，天下所有親子間都能真正敞開心胸、開啟有互動的對話，而不是執著在自己的判斷標準裡，只單方面地提出自己的要求。親子關係如此，長期照顧也是如此，不分年紀與身分，我們都需要彼此尊重。畢竟生活是每個人自己在過，特別是對於高齡長者來說，活了大半輩子，到了晚年卻被規定這也不能做、那也不能去，說又說不過別人，若連情緒都沒辦法表現，這樣的晚年也未免太辛苦了啊。

乃菁醫師與你一起探索

如何尋找雙方的連結點？

人與人之間沒有在同一個水平線上的想法，其實是不分年齡的。多數長輩其實一直以來的生活習慣是捍衛家庭，思想也較保守，不喜歡家裡有外人，或是家裡的東西被外人拿走。但是，下一個世代的我們，甚至於再下一個世代的思維已經有些許改變，只是這樣的改變雙方並沒有接上線，接上後還要接受與理解。

對於長輩來說，遇到外籍看護有幾個容易產生衝突的冒火點：

1.「外籍看護是外人。我孩子怎麼對外人很好、很客氣，給她錢還常常要她休息跟吃飯？我們才是一家人，這也太不公平了吧。」

這種邏輯在孩子身上也很常發生，我小孩就會問我說：「媽媽，我看你對路邊的小孩都很客氣有禮貌，我還是當路人好了。」所以，對外籍看護的禮貌客氣，恐怕在看護來到家中之前，要先讓長輩理解日後可能會有的互動模式。

2.「外籍看護會不會偷東西？」

如果是原本連自己保管的東西都容易不見的長輩，又加上記憶不佳，恐怕會常常疑神疑鬼。這時候，在外籍看護來之前，要先讓家中「簡單」、「井然有序」，盡量減少常常東西不見的狀況。然後，當外籍看護到家裡，爸媽開始因為東西不見而疑東疑西時，先趕快設法回到原本的穩定秩序，並讓爸媽知道，外籍看護跟這些的關聯性很低。但是，千萬不要一開口就先斥責爸媽，也不要斥責外籍看護。盡量用溫和平等的心情，循序漸進地處理，就事論事地結束東西遺失風波就好。

也曾想要放棄，直到見她跌倒，卻不哭不鬧……

——在失智照護中，看見全然的愛

我那剛上國小的女兒，近日這樣對我說：「媽媽，我想要你一直看著我，跟我一起讀書，陪我上學。我有時候在學校會很想你，然後，就有一種很想哭的感覺。」我想，在她心中，我是給她安全感的人吧。

母女對話讓我想起在醫療現場看過千百種不同的家人相處，絕大多數人都想尋找一種全然的愛，一種只要看到這個人，內心就會充滿安全感的那種感情。這個對象，很可能是爸爸或媽媽，也可能是情人或是結婚的伴侶。對某些人來說，更可能是孩子們。

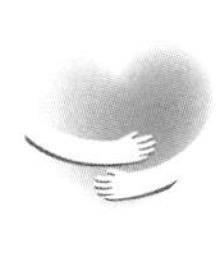

也曾想過要放棄……

例如黃先生前幾天來到診間時，提到自己照顧失智太太，長年下來頗為辛苦。他說：「在女兒的勸說之下，我曾經很想放棄，很想擁有自己的時間。但是太太的眼裡只有我，我不知道要如何對依賴我的太太生氣。其實，她不吵不鬧，就只要看到我就好了。

「我現在帶著太太去失智據點活動，在現場陪著她，其實也不累，只是一刻都不能分開。我試過要送她去日照中心，日照中心只能有病人，不能有家屬陪伴，對我來說剛好可以休息一下。於是我送她去日照，安排一系列的檢查，結果我在辦公室簽約的時候，太太突然衝進來說：『你在哪裡，我看不到你，心裡很慌，我們一起回家好嗎？』那一瞬間，我突然覺得很難過，就帶她回家了。

「回家後，我就被女兒罵了。她說，這是你自己的選擇，你累就不要跟我抱怨。其實，我也沒有抱怨，可是聽完女兒這樣說，我心裡還是有點酸。」

我嘆口氣：「我想你只是想有個人說說話。」

黃先生點頭：「對啊，只是想聊聊天。我沒嫌棄太太的。我想通了，人生啊，還能陪她多久？何時告別也不知道呢。」

停頓一下後，他問：「醫師，你知道影響到我最重要的時刻是什麼嗎？」

她跌倒了，卻不哭不鬧

黃先生帶著回憶的神情說：「有天晚上幫太太洗澡，我發現她的右手有好大的血痕，傷口已經結痂，也已經乾了。我問她，你有跌倒嗎？她搖搖頭。我繼續檢查她的身體，發現右邊膝蓋也有受傷的痕跡，應該是跌倒了，可是她沒有抱怨也沒有哭。

「我仔細回想白天和她走路的過程，有時牽手，有時沒有牽手。有時候我走在她的前面，也許她摔倒時是急急忙忙爬起來的，努力地跟在我的身後，沒有哭，也沒有抱怨，就只是想跟著我。**看到這些傷口，我心中的怨念消失了。我想，她就只是愛我，只是想跟著我而已。後來，支持我陪她的動力，都來自腦海裡這個畫面。**」

只是想找人說說話而已

當然，黃先生也有想和女兒說說話的時候，只是話還沒有開始，女兒就會說：「不

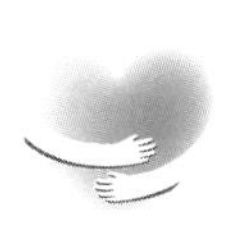

要跟我抱怨，我都已經跟你說過了。」

黃先生嘆氣：「我只是想說話而已。」

我說：「太太是需要被照顧的人，你想陪她，但是想跟女兒聊聊天而已，對嗎？」

他說：「對，我其實不是要抱怨，只是想講話。一個家裡只有我和太太還有女兒三人，也是需要講講話。就只是講話而已，陳醫師你了解嗎？」

我說：「我知道，就是講話，不是為了評論，不需要罵東罵西，不需要說誰比較辛苦。只是想說話，一種有伴的感覺吧。」

他說：「對啊，有些時候，講話也不能改變什麼事，只是生活中總是需要一種有伴的感覺。」

說完，他微笑了，臉上出現「你懂我」的神情。

我說：「我懂你，我也懂你的女兒喔。她應該是太忙太累了，累到生活裡的直覺反應就是馬上分類問題和下判斷、給解答，才會忽略了理解。你辛苦了，也許你可以參加家屬支持團體，或是找機會跟其他家屬一起聊聊你們的日常，這也是一種分享。至於女兒，等她慢慢發現吧，相信等你可以自由自在生活時，或者等到她生活有餘裕時，她就會好奇你的狀況跟改變喔！」

那天我們在診間短暫但真誠地聊了聊，黃先生神情愉悅且舒緩許多，帶著太太回家去了。我期望有一天，他們的女兒也可以不帶成見地看著父母親的相處，到時候她就會理解，自己也可以做老父親心中那個給予全然愛與安全的人。

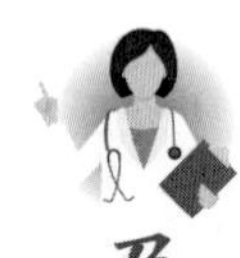

乃菁醫師與你一起探索

每個人都用自己的方式來愛

其實，後來女兒有默默出現在我的診間，對我傾訴她在跟父母的互動中，發現了自己的問題。她後續也去找了諮商心理師治療，讓自己可以更圓融、不主觀地看待這些狀況，也因而漸漸理解了父親的心情。

而父親也因為一次意外骨折住院，而且一住就是兩個月的可怕經歷，不得不放棄主要照護者的工作。等他回家後，發現原來太太在女兒的照顧方式下，也是可以過得平安幸福；原來自己在某種程度上也是作繭自縛。也因為這樣的緣故，意外拉近父女雙方的

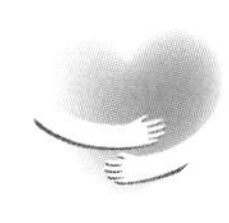

距離，理解對方的做法似乎也沒有想像中的不好。雙方都愛著這個家，是這個家的一分子，都努力地想要變好。只是有時候，就是那個不經意的、情緒化的一句話，可能互相傷害到了彼此。

這對把對方放心裡的父女，也學會了最好的互動方式。

當家人對於照顧有不同的看法跟見解時，也許可以：

1. **找心理諮商師幫助自己釐清思維。**
2. **做家族心理治療。**
3. **排班輪流照顧，排班的方式也許可以用上午、下午、晚上區分；或是分成週一到週四，週五到週日。**

國家圖書館預行編目資料

失智照護 ： 那些被忽略的失智症患者心理需求及感受/陳乃菁著. -- 初版. -- 臺北市 : 寶瓶文化事業股份有限公司, 2023.06
面 ； 公分. -- (Restart ; 24)
ISBN 978-986-406-360-4(平裝)
1.CST: 失智症 2.CST: 健康照護
415.934 112007589

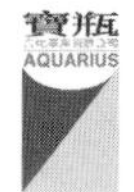

Restart 024

失智照護——那些被忽略的失智症患者心理需求及感受

作者／陳乃菁
副總編輯／張純玲

發行人／張寶琴
社長兼總編輯／朱亞君
資深編輯／丁慧瑋
編輯／林婕伃
美術主編／林慧雯
校對／林婕伃・劉素芬・陳佩伶・陳乃菁
營銷部主任／林歆婕　業務專員／林裕翔　企劃專員／李祉萱
財務／莊玉萍
出版者／寶瓶文化事業股份有限公司
地址／台北市110信義區基隆路一段180號8樓
電話／(02) 27494988　傳真／(02) 27495072
郵政劃撥／19446403　寶瓶文化事業股份有限公司
印刷廠／世和印製企業有限公司
總經銷／大和書報圖書股份有限公司　電話／(02) 89902588
地址／新北市新莊區五工五路2號　傳真／(02) 22997900
E-mail／aquarius@udngroup.com

著作完成日期／二〇二三年
初版一刷日期／二〇二三年六月五日
初版三刷日期／二〇二三年十一月三日
ISBN／978-986-406-360-4
定價／四三〇元

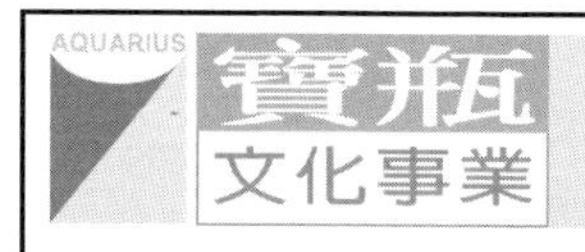

愛書人卡

感謝您熱心的為我們填寫，
對您的意見，我們會認真的加以參考，
希望寶瓶文化推出的每一本書，都能得到您的肯定與永遠的支持。

系列：Restart 024 書名：失智照護——那些被忽略的失智症患者心理需求及感受

1. 姓名：＿＿＿＿＿＿＿＿ 性別：□男 □女
2. 生日：＿＿＿年＿＿＿月＿＿＿日
3. 教育程度：□大學以上 □大學 □專科 □高中、高職 □高中職以下
4. 職業：＿＿＿＿＿＿＿＿
5. 聯絡地址：＿＿＿＿＿＿＿＿＿＿＿＿＿＿＿＿
   聯絡電話：＿＿＿＿＿＿＿＿ 手機：＿＿＿＿＿＿＿＿
6. E-mail信箱：＿＿＿＿＿＿＿＿＿＿＿＿＿＿
   □同意 □不同意 免費獲得寶瓶文化叢書訊息
7. 購買日期：＿＿＿ 年 ＿＿＿ 月 ＿＿＿日
8. 您得知本書的管道：□報紙／雜誌 □電視／電台 □親友介紹 □逛書店 □網路 □傳單／海報 □廣告 □瓶中書電子報 □其他
9. 您在哪裡買到本書：□書店，店名＿＿＿＿＿＿ □劃撥 □現場活動 □贈書 □網路購書，網站名稱：＿＿＿＿＿＿＿ □其他＿＿＿＿＿＿
10. 對本書的建議：（請填代號 1. 滿意 2. 尚可 3. 再改進，請提供意見）
    內容：＿＿＿＿＿＿＿＿＿＿＿＿
    封面：＿＿＿＿＿＿＿＿＿＿＿＿
    編排：＿＿＿＿＿＿＿＿＿＿＿＿
    其他：＿＿＿＿＿＿＿＿＿＿＿＿
    綜合意見：＿＿＿＿＿＿＿＿＿＿＿＿＿＿＿＿＿＿＿＿
11. 希望我們未來出版哪一類的書籍：＿＿＿＿＿＿＿＿＿＿＿＿＿＿

讓文字與書寫的聲音大鳴大放

寶瓶文化事業股份有限公司

（請沿此虛線剪下）

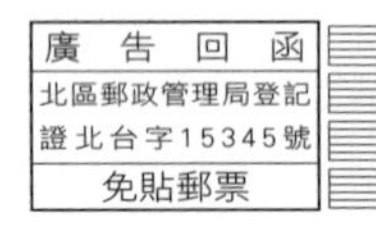

寶瓶文化事業股份有限公司 收
110台北市信義區基隆路一段180號8樓
8F,180 KEELUNG RD.,SEC.1,
TAIPEI.(110)TAIWAN R.O.C.

（請沿虛線對折後寄回，或傳真至02-27495072。謝謝）